Sana tu Cuerpo, Calma tu Mente

Desintoxicar Hígado, Intestino Permeable, Salud Hormonal, Curación Emocional, Relajación, Ansiedad y Sanidad mental, Atención Plena, Psicoterapia y Nutrición

Dr. Ameet Aggarwal N.D.

Traducción de **Dra. Darly Ballestrini** (Naturópata)

ISBN-13: 9781703364361

Dedico este libro a mi hermosa madre, Kanta Devi Aggarwal. Te amo.

Agradecimientos

Gracias Dra. Darly, Trixie, Allison, Rubina, Steve, Paola, Marnee, Shelan, Anoma, Karen, Nita, Cheeko, Jess, Louisa y a todos mis amigos que han hecho posible este libro. Agradezco a mi familia por estar siempre a mi lado. Gracias a todo el grupo de FIMAFRICA y a todos los voluntarios por su apoyo e inspiración. Espero que podamos continuar con este maravilloso trabajo. Gracias a todos mis pacientes por estar conmigo en este viaje ayudándome a aprender tanto de ellos. Gracias a todos mis profesores del Canadian College of Naturopathic Medicine, por inspirarme tanto en este camino de sanación y a mis profesores Gestalt por despertar mi entendimiento en la transformación de la conciencia. . La transformación de la conciencia es un nuevo camino que todos debemos tomar para descubrir nuestras fortalezas así como nuestras vulnerabilidades, que es donde inicia nuestro verdadero poder.

Contenido

Prefacio

¿Quién soy y por qué escribí este libro?

Soy Naturopathic Doctor y Psicoterapeuta Gestalt. Ayudo a muchas personas con problemas emocionales a través de asesoramiento y también mejorando su salud física. Mi trabajo es satisfactorio y frustrante a la vez, pues como probablemente habrás notado, a las personas con problemas de salud tanto física como emocional, les cuesta más trabajo mejorar.

Algunos toman muchos medicamentos o suplementos nutricionales y plantas, sin embargo nunca resuelven sus problemas emocionales. Otros buscan asesoramiento y leen libros de auto ayuda, y nunca recuperan la salud de su cuerpo. Este libro muestra la combinación de la Medicina Holística y el uso de pensamientos positivos, ya que es necesario sanar ambos, tu mente y tu cuerpo, para poder recuperar completamente la salud.

Este libro combina mi experiencia personal con distintas técnicas efectivas que he usado con mis pacientes, para aliviar a largo plazo la tristeza, dolor emocional, depresión, ansiedad, miedo, irritabilidad, estrés, insatisfacción, fatiga, y muchos otros problemas emocionales. Me he beneficiado personalmente de estas técnicas así como también muchos de mis pacientes, quienes actualmente se sienten felices y emocionalmente fuertes.

Aun cuando el enfoque de este libro es su bienestar emocional, siguiendo mis consejos usted puede resolver muchas otras dolencias, incluyendo problemas digestivos, problemas hormonales, problemas de la piel, obesidad, asma, problemas en las articulaciones, y otros problemas crónicos, ya que una gran parte del enfoque de este libro se centra en la reducción de procesos inflamatorios, estrés y desequilibrios en su cuerpo – la mayor causa de los problemas crónicos.

Esto es lo que aprenderás en este libro.

Parte 1 Introducción a los diferentes factores que afectan tus emociones. Usted aprenderá cómo algunos factores físicos afectan tus experiencias emocionales. Le enseñaré cómo las experiencias de estrés tienen un impacto a largo plazo en tu bienestar emocional y te daré excelentes técnicas de entrenamiento mental para sanar experiencias de estrés y dolor emocional. Descubrirá cómo resolver emociones turbulentas, cambiar pensamientos y creencias negativas, renovar el funcionamiento cerebral, desarrollar pensamientos y hábitos positivos para ser más resistente emocionalmente y mantenerse en un estado de bienestar continuo.

Parte 2 Te enseña cómo tu cuerpo afecta a tu mente. Abordamos en detalle la bioquímica cerebral y cómo otros órganos juegan un papel clave en el bienestar emocional. Esto es algo que los médicos generalmente no discuten ni tratan. Aprenderás cómo tu dieta, estilos de vida y la contaminación ambiental afectan a tu cuerpo y a tu mente, haciéndote propenso a episodios recurrentes de inestabilidad emocional. Aprenderás a crear equilibrio en tu organismo y a sanar la causa raíz de tus problemas de salud emocional usando plantas, una dieta adecuada, cambios en estilos de vida, práctica de yoga, técnicas de respiración y otras excelentes técnicas que disminuyen las probabilidades de una recaída a estados emocionales no saludables, refuerzan su fortaleza mental construyendo una mayor capacidad de recuperación emocional, ayudándole a mantenerse saludable. Puedes leer la Parte 2 antes de la Parte 1 o alternar ambas partes, ya que esta información es vital para sanar tu mente y tu cuerpo al mismo tiempo.

Parte 3 Discutimos sobre cómo la energía afecta a tu mente y a tu cuerpo y por qué la sanación energética, asesoramiento y la psicoterapia pueden ser tan importantes para tu bienestar a largo plazo. También aprenderás cómo usar distintos remedios homeopáticos, flores de Bach, suplementos nutricionales, puntos de acupuntura y algunas plantas, así tratar la causa raíz de tus problemas para mantenerte saludable.

A pesar de que en este libro utilizo el término ansiedad y depresión continuamente, lo he escrito para cualquier persona que busque y quiera sentirse mejor. Los consejos de este libro son útiles para aquellas personas que quieren disminuir el estrés, sanar experiencias del pasado, o simplemente para quienes desean sentirse más enérgicos, saludables y positivos. Todos hemos experimentado situaciones difíciles en nuestras vidas que requieren ser sanadas.

Desafortunadamente, las encuestas indican que muchas personas evitan buscar tratamiento o incluso se niegan a admitir que tienen un problema, debido al estigma negativo asociado a los problemas emocionales. Algunas personas piensan que serán juzgadas como débiles o incapaces de lidiar con la vida, sin darse cuenta de que tienen una condición perfectamente tratable que deriva de causas muy razonables y no vergonzosas. Otras personas piensan que sus episodios depresivos son parte de su personalidad y que no tienen ningún problema emocional, por lo tanto ellos no buscan ayuda. Tristemente, muchas de estas personas no reciben ayuda a tiempo y dejan que su vida se deteriore aún más, algunas veces incluso hasta el punto de cometer suicidio.

No es el objetivo de este libro reemplazar el consejo del médico. Mi objetivo es ayudarte a tratar la causa raíz de tus problemas emocionales y resolver experiencias inconclusas que contribuyen a tu actual estado emocional, y permitirte tomar decisiones más saludables en tu camino hacia el bienestar. También espero que los psiquiatras lean este libro y busquen más allá de los simples medicamentos para ayudar a las personas a sentirse mejor. Puede encontrar que al usar las técnicas presentadas en este libro, disminuya su necesidad de medicación. Por favor, sea responsable con su salud y consulte a un profesional cualificado antes de cambiar cualquiera de sus medicamentos o antes de utilizar alguna de las terapias aquí descritas.

Si te gusta lo que lee en este libro y te gustaría formarte conmigo, tener una consulta, asistir a un viaje-safari de sanación, o invitarme a trabajar para su organización, por favor póngase en contacto conmigo. Si usted es un profesional de la salud y le gustaría obtener créditos de educación continua, siéntase bienvenido a participar en mis webinarios. También publicaré algunas citas inspiradoras y consejos de salud online. Puede encontrar toda esta información en www.facebook.com/DrameetND and www.drameet.com.

¡Bienvenido a una vida más feliz!

Para consultas personalizadas y videos de salud visita
health.drameet.com/esp

Sobre El Autor

El Dr. Ameet Aggarwal ND nació en Nanyuki, una pequeña ciudad en las estribaciones del Monte Kenia, justo en el ecuador. Se mudó a Canadá para realizar sus estudios universitarios y ha viajado por varios países, tocando la vida de muchas personas a través de su comprensión intuitiva de las emociones más profundas en las personas. Se graduó en el Colegio Canadiense de Medicina Naturopática (CCNM) en 2006 y también se capacitó en el Instituto Gestalt de Toronto durante 4 años. Además de la medicina naturopática y la terapia gestalt, practica la terapia sistémica Bowen y las constelaciones familiares. Él ha combinado estas especialidades para proporcionar la atención más completa a sus pacientes. Siempre con el objetivo de tratar la causa raíz, resolver las causas emocionales de la enfermedad y promover la salud a largo plazo, Ameet respeta los principios de la medicina holística e integrada.

Después de graduarse en el CCNM, Ameet practicó en Vancouver y en White Rock Canadá durante un año. Su pasión por la medicina naturopática y la homeopatía lo llevaron a fundar la organización benéfica Fundación para la Medicina Integrada en África (FIMAFRICA), y viajar a Kenia para proporcionar medicina naturopática a pueblos remotos que viven sin atención médica. Él supervisa a estudiantes y doctores de todo el mundo que trabajan como voluntarios en FIMAFRICA, enseñándoles habilidades clínicas, homeopatía y medicina integrada. También ofrece a los voluntarios sesiones de crecimiento personal utilizando la terapia gestalt, para que se sean más conscientes, empoderados y mejores profesionales para sus pacientes.

Ameet organiza talleres team building y reducción del estrés para corporaciones y ONGs utilizando terapia gestalt, y realizó un taller para UNICEF con participantes de todo el mundo. Estos talleres proporcionan un enfoque completamente nuevo en team building y la reducción del estrés. Los participantes realizan ejercicios que mejoran la autoconciencia, sanan los sistemas de creencias y les invita a asumir riesgos en nuevas formas de comunicación y en relación con otras personas. Después de los talleres, las personas sienten que tienen más confianza en sí mismos y pueden resolver mejor los conflictos. Las organizaciones notan una mayor confianza, comunicación y respeto dentro de sus equipos.

Ameet también realiza retiros de salud y bienestar emocional en lugares exóticos de África. Combinan safaris, playa y curación para que pueda tener experiencias profundamente transformadoras durante sus vacaciones. Actualmente practica en Kenia y se ofrece a personas de todo el mundo a través de consultas y seminarios online.

PARTE I

Introducción

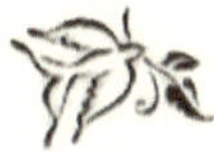

Es más importante saber qué tipo de persona tiene una enfermedad que saber qué tipo de enfermedad tiene la persona
— Hipócrates (460– 377 B C)

"Mi salud no era la misma que antes, podía sentirlo. Mis emociones estaban tocando fondo. Me acostaba en la cama o en el suelo, a veces lloraba innecesariamente y sentía pena de mí mismo. El llanto de alguna manera me aliviaba, aun así la tristeza nunca se iba. No tenía motivación o confianza para hacer cosas nuevas. Mi energía no era como solía ser. Lo que disfrutaba en el pasado ya no me parecía tan divertido. ¿Algo malo me estaba sucediendo?, ¿Qué me estaba pasando?, ¿Qué me había hecho cambiar? Me sentía incómodo hablando con ciertas personas porque yo pensaba que no les agradaría. También me sentía culpable muy fácilmente. ¿Por qué me sentía tan culpable? Algunas veces tuve que esconder mis lágrimas caminando por las calles…lágrimas de dolor emocional y algunas veces por razones desconocidas. Si alguien me hubiera dicho que estaba deprimido, me habría resistido a aceptarlo, pues en mi opinión, yo era una persona más fuerte. Las personas deprimidas necesitan medicación y dudaba que yo necesitara tomar medicamentos, tenía que conseguir la manera de salir de este estado…"

¿Algunos de estos sentimientos le suenan familiar? Puede que no. Aunque no me gusta admitirlo, este era yo, luchando contra una salud débil y sentimientos de tristeza, ansiedad, y posible depresión posterior a un largo período de estrés en mi vida. Afortunadamente, gracias a mi formación y el inmenso apoyo de mis colegas, encontré la manera de salir de esta nube oscura. Usando las técnicas que he descrito en este libro, puedo decir sinceramente, que actualmente estoy mucho más saludable y feliz; me siento más motivado, ligero, seguro de mí mismo; y tengo relaciones personales mucho más saludables. Ahora incluso dirijo seminarios de capacitación, sanación emocional, Team building y retiros de salud en lugares exóticos de África.

Para consultas personalizadas y videos de salud visita
health.drameet.com/esp

Factores que Afectan la Salud Emocional

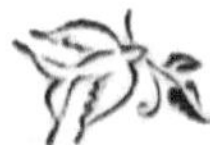

Aunque estaba luchando emocionalmente con una situación difícil en mi vida, rápidamente me di cuenta de que no sólo las experiencias externas estaban afectando mi bienestar. Los alimentos que consumía y mis niveles de actividad influyeron fuertemente en mi salud mental y física. Era muy vulnerable a problemas de salud, fatiga, ansiedad y pensamientos depresivos. Fue solo después de que empecé a cambiar mi dieta y estilo de vida, ejercitarme, tomar plantas y suplementos nutricionales, que empecé a darme cuenta de la fuerte conexión fisiológica con mis emociones. Mis hábitos y estilo de vida estaban teniendo un gran impacto en la bioquímica de mi cuerpo y esta última, estaba afectando directamente la bioquímica cerebral. También trabajé con varios terapeutas para liberar las experiencias emocionales de mi pasado, que estaban afectando la forma en que veía el mundo y me impedían disfrutar de mi vida presente.

Debido a mi experiencia personal, mi formación y mi experiencia con numerosos pacientes, realmente quiero que observes las siguientes áreas de tu vida si estás luchando con problemas emocionales o de salud, y estás tratando de obtener paz y fortaleza emocional.

¿Ha habido algún evento físico o emocional traumático en tu vida?

Si ha habido un trauma emocional o eventos de fuerte estrés en tu vida, el cerebro límbico permanece estresado incluso años después del trauma, y existe una parte inconsciente que nunca se recupera por completo. Como consecuencia terminará viviendo una vida permanentemente afectada por aquel evento, esto se convierte en parte de tu historia. Las terapias como el asesoramiento, la psicoterapia, los remedios homeopáticos o las flores de Bach, de los cuales hablo en capítulos posteriores, ayudan a liberar el trauma emocional de tu mente consciente e inconsciente y de tu cerebro límbico. Al liberar un trauma emocional, comienzas a experimentar la vida desde un lugar de fuerza, vitalidad y autenticidad.

¿Es un desequilibrio biológico o químico lo que afecta tus emociones?

Tu mente se ve afectada por neurotransmisores, hormonas y otros mensajeros químicos que circulan alrededor de tu cuerpo. Los neurotransmisores y las hormonas están directamente influenciados por los nutrientes en los alimentos que comes, la contaminación ambiental y también por la salud de tus diferentes órganos. En los siguientes capítulos, aprenderás cómo tu hígado, las glándulas suprarrenales, la glándula tiroides y el sistema digestivo afectan tu estado de ánimo. También aprenderás cómo sanar estos órganos y usar los alimentos, nutrientes y plantas adecuados para corregir el equilibrio de tu cuerpo. Hacer esto mejorará tu bienestar con resultados duraderos y reducirá los altibajos a los que se enfrentan muchas personas cuando solo confían en soluciones temporales.

¿Hay alguna situación de estrés en tu vida o una elección de estilo de vida que interfiera con tu capacidad de sanar?

El estrés crónico es la forma más rápida de deteriorar a una persona. Estar rodeado de personas críticas, agresivas o emocionalmente abusivas te mantiene en un estado de estrés perpetuo. Si te encuentras en una situación de estrés, ya sea social o en el trabajo, debes tomar medidas inmediatas para abandonarla o buscar ayuda para enfrentarla de una manera más saludable y con mayor fortaleza. Del mismo modo, debes hacer ejercicio regularmente para ayudar a tu cuerpo a recuperarse del estrés y aprender a evitar ciertas actividades no saludables. Las actividades cotidianas que consideras que te están ayudando a relajarte, realmente pueden exacerbar tus niveles de estrés. Hábitos no saludables como beber demasiado alcohol o mirar demasiada televisión interfieren con tus posibilidades de recuperarte por completo. Abusar del consumo de drogas, chismear sobre otros, hablar negativamente sobre la vida, salir con personas que no promueven su propio bienestar, pasar demasiado tiempo en el trabajo sin cuidarse y hacer cosas que no te ayudan a sentirte bien, sin saberlo, también son formas de tensar tu mente y tu cuerpo.

Hábitos innecesarios e insalubres interfieren con la sanación emocional y ocupan un tiempo valioso que podrías dedicar a mejorar tu salud. Trata ocupar el tiempo libre con actividades más saludables, como ejercicio, conversaciones positivas, lectura de libros inspiradores, yoga, meditación, ejercicios de respiración y actividades sociales que mejoren su sensación de bienestar en lugar de situaciones de que te decepcionen o te hagan sentir enfermo. En capítulos posteriores, te enseño algunos ejercicios fáciles para ayudarte a sentirte bien y que puedes poner en práctica para completar el día y sanar tus emociones.

"Claudia" era una paciente mía de treinta y cuatro años que sufría de depresión crónica. Ella había sido voluntaria en Somalia y había sufrido situaciones de gran estrés con sus colegas. Ella sufría de insomnio y antojos de comida como parte de su depresión. También había sufrido dolores de cabeza crónicos desde que era niña y había experimentado que su padre era abusivo con su madre cuando ella era pequeña. El trauma emocional de su niñez le había hecho sentirse vulnerable durante situaciones de conflicto, lo que la llevó a ser distante para defenderse en la edad adulta lo que aumentaba su estrés en el trabajo.

En el caso de Claudia, su historia familiar emocional jugó un papel importante en su susceptibilidad al miedo y la depresión. Al mismo tiempo, su estrés crónico había agotado sus glándulas suprarrenales (la salud de la glándula suprarrenal se cubre ampliamente en los próximos capítulos), dejándola exhausta e incapaz de superar problemas emocionales. Además, su adicción por muchos alimentos con almidón, combinado con su estrés, causó niveles elevados de azúcar en sangre y niveles de cortisol e insulina inestables, dejándola exasperada y propensa a desequilibrios químicos que afectaban su estado de ánimo y su salud. Como parte del viaje de sanación de Claudia, le enseñamos a consumir alimentos saludables, lo que mejoró los niveles de ciertos químicos cerebrales en su sangre. Resolvimos muchos de sus traumas emocionales previos utilizando psicoterapia y medicamentos basados en energía (remedios homeopáticos y flores de Bach, discutidos en capítulos posteriores), ayudándola a liberar las experiencias traumáticas que todavía estaban influenciando su mente inconsciente y afectando su comportamiento. También recuperamos la salud de las glándulas suprarrenales usando plantas y suplementos nutricionales para que sus desequilibrios químicos se corrigieran y estabilizaran por períodos de tiempo más largos.

El caso de Claudia fue un caso típico de depresión que se resolvió utilizando un abordaje holístico integral multi-angular. Ella tuvo que abordar su historia emocional, su dieta, así como su salud física para conseguir sentirse emocionalmente estable por períodos de tiempo más largos.

El enfoque para resolver las experiencias emocionales, restaurar el estado físico óptimo de tu cuerpo y participar en actividades diarias saludables es la piedra angular de la creación de una base para la fortaleza emocional. Al resolver la causa raíz, no suprimimos los síntomas, somos menos dependientes del uso de medicamentos y es probable que nos sintamos mucho mejor durante períodos de tiempo mucho más largos.

Para consultas personalizadas y videos de salud visita
health.drameet.com/esp

Los Efectos de las Experiencias Emocionales

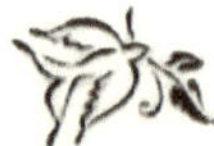

Todas las experiencias emocionales comienzan un proceso fisiológico en tu cuerpo. Por cada acto, emoción y expresión de amor, amor propio, auto perdón y perdón hacia otros, tu cuerpo se reencuentra con otro proceso fisiológico, más cercano a su proceso original, su proceso más saludable...
Dr. Ameet Aggarwal ND

Los eventos emocionales y traumáticos tienen un impacto a largo plazo en nuestra salud, ya sea una ruptura de relaciones, conflictos entre padres, divorcios, una pérdida significativa, dificultades financieras, la muerte de un ser querido o algún otro factor. Biológicamente hablando, tu cerebro tiene la capacidad de crear nuevas conexiones neuronales basadas en lo que experimentas. Esta capacidad es lo que los médicos llaman **neuroplasticidad**. Los eventos importantes alteran las vías neuronales en nuestro cerebro, lo que provoca que se formen nuevas conexiones nerviosas para hacer frente al estrés y para anticipar eventos similares que puedan ocurrir

Consultas online, formación, seminarios de sanación grupal y safari disponible en health.drameet.com en el futuro. Estas nuevas conexiones neuronales alteran tu percepción del mundo y de ti mismo, de modo que las cosas no parecen ser las mismas que cuando eras vibrante y feliz. Estas nuevas vías neuronales también **alteran la fisiología de tu cuerpo**, haciendo que los órganos funcionen de manera diferente y causen que los químicos, las enzimas y las hormonas se fabriquen en diferentes cantidades, las cuales afectan directamente tu salud, dificultando tu propia capacidad de recuperación emocional.

Las Conexiones Cerebrales Cambian Debido a la Neuroplasticidad.

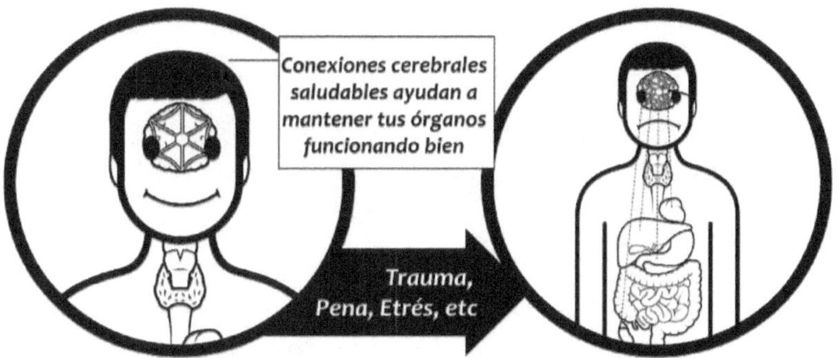

Después de episodios de trauma y estrés, tu cerebro realiza conexiones nerviosas para compensar el estrés. Esto afecta la salud de tus órganos, causando problemas emocionales, ciertas enfermedades, cambios en la conducta y en la forma de ver la vida.

A veces ni siquiera eres consciente de que un evento emocional en particular tiene un efecto tan profundo en ti. Si no se resuelve o se oculta bajo una piedra en el fondo de tu mente, los efectos de estas experiencias continúan afectando tanto a tu mente como a tu cuerpo de manera consciente, subconsciente o inconsciente. Esto crea lo que yo llamo **patrones emocionales de retención**, o **EHPs**, donde tu mente y cuerpo permanecen afectados y continúan respondiendo a las experiencias emocionales como si todavía estuvieran ocurriendo, incluso cuando estas ya han concluido. Creo que cuando las emociones que rodean tu experiencia son demasiado grandes para que tu mente las supere, o si los EHPs duran demasiado tiempo, una parte de tu mente se detiene al entrar en depresión para conservar energía para las experiencias esperadas. La depresión también se debe en parte a la falta de confianza de tu entorno, basada en experiencias estresantes anteriores y también es un estado de agotamiento al que llega tu cuerpo cuando ya no puede hacer frente al estrés.

El estrés crónico debido a los EHPs grava la capacidad de adaptación frente al estrés de tus órganos, como las glándulas suprarrenales y las glándula tiroides. **Un excesivo estrés sobre las glándulas suprarrenales y su disfunción son la principal causa** de ansiedad crónica, depresión y otros problemas de salud. Debes resolver o descargar los EHPs para corregir las vías neuronales alteradas y creadas en tu cerebro, detener su efecto negativo en tu cuerpo y serenar tu actividad cerebral, en lugar de dejar que permanezca estresado por eventos pasados. Resolver el estrés y los EHPs también es importante porque los órganos físicamente estresados en tu cuerpo consumen muchos más nutrientes y producen más toxinas que en un cuerpo tranquilo y relajado. Cuando los nutrientes comienzan a agotarse en tu cuerpo, tu cerebro y otros órganos ya no tienen suficientes neurotransmisores y hormonas para mantenerte feliz y saludable.

"Juan" tenía treinta años y tenía un trastorno bipolar, donde fluctuaba entre la depresión y estados maníacos o hiperactivos y ansiosos. La raíz de su enfermedad fue un divorcio traumático entre sus padres cuando tenía siete años y un ambiente inestable en el hogar donde creció. Debido a que experimentó un estrés continuo cuando era un niño pequeño, todo su desarrollo desde la niñez hasta la edad adulta fue el de una persona estresada. La constante amenaza e inestabilidad no le permitía a su mente sentirse segura, y comenzó a desarrollar mecanismos de adaptación que eran disfuncionales para el ritmo natural de su cuerpo.

El tratamiento de Juan consistió en resolver las emociones dolorosas de sus recuerdos usando psicoterapia, remedios homeopáticos y también regular sus glándulas suprarrenales, que estaban desequilibradas debido a la ansiedad crónica con la que creció (abordaremos los remedios homeopáticos y las glándulas suprarrenales en capítulos posteriores). Con el asesoramiento, Juan se dio cuenta de la cantidad de estrés que aún cargaba desde su infancia. Con asesoramiento, también desarrolló la conciencia y el poder para manejar su ansiedad y reconsiderar su entorno adulto con menos estrés y paz. Se sentía más seguro confiando en su entorno. Después de algunas sesiones de asesoramiento y medicina naturopática, su condición se resolvió por completo, y no tuvo episodios maníacos de nuevo. Esto fue porque no solo sanó su cuerpo, sino que logró resolver sus patrones emocionales de retención.

Los eventos negativos de tu pasado obstaculizan tu forma atuténtica de expresarte y alteran la forma en que interactúas con los demás. A medida que continúas viviendo tu vida de una manera compensada, perpetúas los sentimientos negativos que llevas contigo. La sanación emocional es una oportunidad para despertar el yo más saludable y feliz dentro de ti e interactuar con los demás y con el mundo de una manera más positiva que inevitablemente te brinda más experiencias positivas. A medida que te recuperas emocionalmente de los eventos pasados, comenzarás a sentirte más seguro y abierto en tu vida. Con una mejor salud, puedes regalarte una vida más empoderada y positiva.

Es posible resolver el estrés y los EHPs a través de asesoramiento, psicoterapia, hablar con un amigo, resolver el conflicto y perdonar. Algunas de las mejores terapias que he experimentado y que liberan los EHPs incluyen la terapia gestalt, la programación neurolingüística (PNL), la técnica de liberación emocional (EFT), la desensibilización y reprocesamiento por movimientos oculares (EMDR, un tipo de psicoterapia), la meditación y otras técnicas sobre cuerpo-mente, que cubro en capítulos posteriores. Los remedios homeopáticos y las flores de Bach, presentados en capítulos separados, son remedios energéticos que también son muy efectivos para resolver los EHPs.

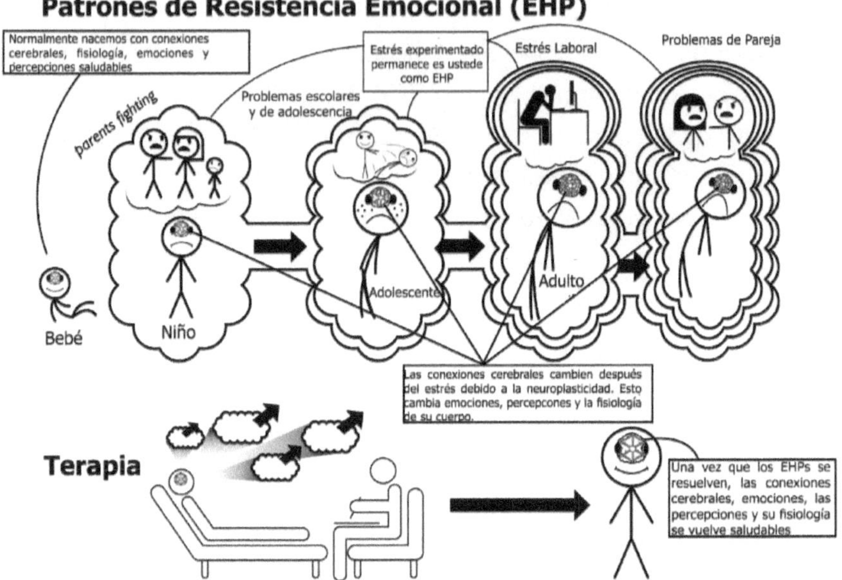

Para consultas personalizadas y videos de salud visita
health.drameet.com/esp

Como Tu Cuerpo Físico Afecta Tu Salud Emocional

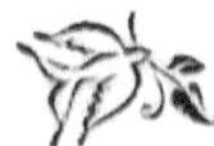

"Mantener el cuerpo en buena salud es un deber... de lo contrario no podremos mantener nuestra mente fuerte y clara".
-Buda

Pasé mucho tiempo tratándome con psicoterapia y sanación emocional con diferentes terapeutas. Todo funcionó razonablemente bien; sin embargo, siempre había una incomodidad subyacente en mis emociones. Fue solo cuando comencé a hacer ejercicio regularmente, a tratarme con suplementos nutricionales y escoger los alimentos adecuados para mí que comencé a ver resultados permanentes en mi fortaleza emocional.

La enfermedad emocional a menudo se debe a un desequilibrio bioquímico (neurotransmisores) en tu cuerpo y en tu cerebro. La mayoría de las personas asume que los problemas emocionales se deben únicamente a desequilibrios bioquímicos en el cerebro. Los neurotransmisores, sin embargo, son producidos y equilibrados por muchos órganos en tu cuerpo, no solo en tu cerebro, y las fluctuaciones del estado de ánimo son a menudo una señal de que algo malo sucede con alguno de tus órganos.

"Elena" vino a verme con insomnio, ansiedad y períodos menstruales dolorosos e irregulares. Ella consumía demasiada azúcar y bebía tres tazas de café al día. El café estaba interfiriendo con su función hepática, que estaba afectando su sueño y sus hormonas (explico más sobre esto en el capítulo "Tu hígado y Tu bienestar emocional"). El azúcar y el café también estaban reduciendo sus neurotransmisores y su bienestar al deteriorar sus glándulas suprarrenales y su sistema digestivo, lo cual explico en capítulos posteriores. El hecho de no poder dormir y descansar la dejaba exhausta y empeoraba su ansiedad. Ella comía muy pocas verduras, lo que privaba a su cuerpo de buenos nutrientes y esto afectó aún más su sistema digestivo, lo que empeoró su salud.

Cambiamos su dieta eliminando el café y el azúcar, y aumentando las verduras y los alimentos ricos en proteínas como el pescado y el pollo. Detoxificamos el hígado usando plantas y otros métodos que se describen más adelante en este libro. Los resultados fueron asombrosos. Sus períodos menstruales se volvieron regulares, sus dolores menstruales desaparecieron por completo, su ansiedad desapareció y los ciclos saludables de sueño regresaron en tres semanas. No solo eso, sus niveles de energía y concentración mejoraron tremendamente, y ella recibió un ascenso en el trabajo. Sus dolores de cabeza, que no había llamado mi atención, también se habían desvanecido. Esto es lograr una salud óptima. Mejorar tu dieta y restablecer la salud de tus órganos puede tener beneficios sorprendentes en tu vida.

"Debemos volvernos a la naturaleza misma, a las observaciones del cuerpo en materia de salud y enfermedad para aprender la verdad".
-Hipócrates

A demás de tu cerebro existen otros órganos que desempeñan un papel esencial en la estabilidad emocional y son las glándulas suprarrenales, la glándula tiroides, el sistema digestivo y el hígado. Estos sistemas de órganos también son cruciales y son la base de tu salud en general. Mantenerlos sanos previene y trata muchas otras enfermedades, como la artritis, desequilibrios hormonales, quistes ováricos, fibromas, asma, eczema, problemas digestivos y muchos otros problemas de salud crónicos.

Existen muchos factores que afectan directamente la salud de todos tus órganos y los niveles de neurotransmisores en tu cuerpo y, por lo tanto, influyen en tus emociones. Estos son algunos:

- Deficiencia de nutrientes y vitaminas, como vitamina B3, vitamina B6, vitamina B12, vitamina C, ácido fólico, zinc, ácidos grasos esenciales (AGE) y otros nutrientes que afectan la salud mental.

- Las dietas inadecuadas, por ejemplo, demasiados carbohidratos y azúcares simples o muy poca proteína y vegetales.

- Insuficiencia en absorción de nutrientes debido a una disfunción en el sistema digestivo.

- Intolerancias alimentarias y alergias.

- La cantidad de ejercicio que haces. El ejercicio regular reduce la depresión y la ansiedad al aumentar los neurotransmisores en tu cuerpo y aumentar la oxigenación de tu cerebro y de todos tus órganos.

- Equilibrio de los niveles de azúcar en sangre. Niveles irregulares de azúcar en sangre, a menudo causa sentimientos de ansiedad o depresión, especialmente cuando no hay suficiente glucosa para alimentar al cerebro.

- Desequilibrios hormonales causados por estrógenos externos, píldoras anticonceptivas y toxicidad en el agua.

- Contaminación ambiental y de metales pesados como plomo, cobre, mercurio, aluminio, pesticidas y sustancias químicas.

En los siguientes capítulos, aprenderás cómo remediar estos factores y recuperar el control de tu bienestar físico y emocional.

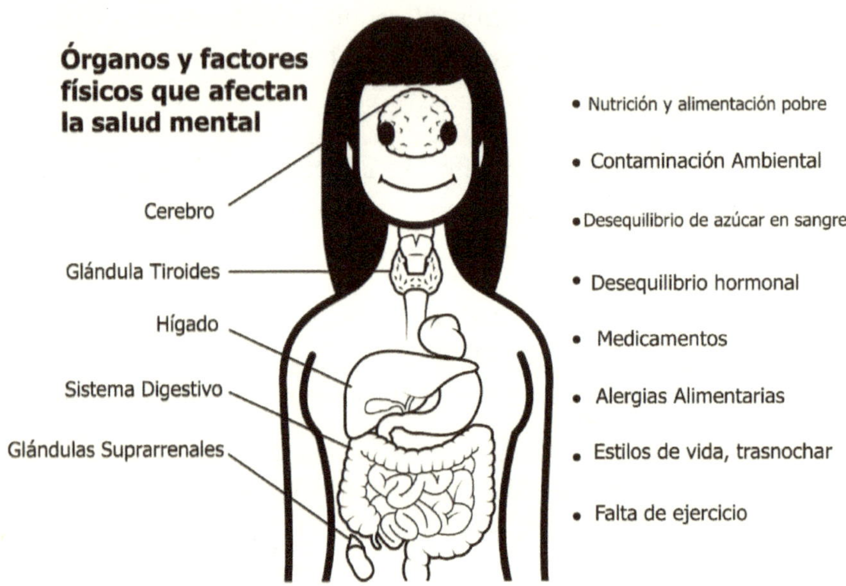

Para consultas personalizadas y videos de salud visita
health.drameet.com/esp

¿Qué es la Ansiedad y la Depresión?

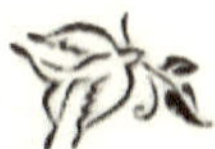

No me gusta usar la palabra depresión porque da una sensación de un estado denso, permanente que viene acompañada de su propio estigma. La palabra depresión no parece ayudar a nadie a superar su estado emocional y, a veces, hace que las personas se sientan peor cuando les etiquetan con ella. Me gusta decir que no es una etiqueta orientada a soluciones. La dificultad emocional es una palabra mejor porque se siente como una situación temporal, por lo que la uso indistintamente con las palabras ansiedad y depresión.

La depresión, la ansiedad y otras enfermedades mentales son

diagnosticadas por los médicos de acuerdo con el Manual Diagnóstico y Estadístico de los Trastornos Mentales (DSM-V). En este manual, se dan diferentes etiquetas a diferentes condiciones mentales, dependiendo de los síntomas que tenga una persona y de la intensidad y frecuencia de estos síntomas. Las etiquetas que se les dan a las personas incluyen depresión, ansiedad, trastorno obsesivo compulsivo, depresión mayor, trastorno afectivo estacional, trastorno de ansiedad generalizada, paranoia, trastorno bipolar, esquizofrenia, estrés postraumático y otros.

Síntomas similares existen, por supuesto, en diferentes etiquetas. Por ejemplo, las personas con trastorno de ansiedad generalizado y depresión mayor experimentan síntomas de ansiedad, aunque la frecuencia y la intensidad de los síntomas en cada etiqueta son diferentes. Del mismo modo, las personas con trastorno obsesivo-compulsivo y trastorno de ansiedad generalizada experimentan diversos grados de paranoia y ansiedad, solo que en diferentes cantidades y con diferentes conductas.

Aunque a diferentes condiciones mentales se les dan diferentes nombres, muchos de ellos comparten desequilibrios químicos similares. Esta similitud significa que los diferentes trastornos del estado de ánimo son en realidad procesos similares que ocurren en el cuerpo con diferentes factores desencadenantes y diferentes niveles de intensidad. Dicho esto, trate de no apegarse emocionalmente a un diagnóstico que un médico pueda darle. La causa raíz, el sistema de órganos afectado y su individualidad son más relevantes para su recuperación. Al conocer estos aspectos importantes, el tratamiento se vuelve más simple y más efectivo.

En el caso de Jane, es importante darse cuenta de que sus síntomas de ansiedad y depresión son el resultado de su respuesta única a un padre abusivo y un ambiente inestable en el hogar. Jane es diferente de cualquier otra persona, por lo que la forma en que responde al estrés, la dieta o las influencias ambientales es diferente de cómo otras personas reaccionarían en circunstancias similares. También es vital comprender que otras personas con emociones similares a las de Jane podrían tener una causa diferente para sus emociones y necesitar un enfoque diferente para su tratamiento.

Por ejemplo, otra paciente mía, Tina, de treinta y tres años, había padecido ansiedad y depresión desde que era niña. Sin importar cuantas sesiones de asesoramiento había intentado, ella no conseguía mejorar. Finalmente descubrimos que ella siempre se ponía ansiosa y deprimida después de comer trigo. Su sistema digestivo era intolerante al gluten, una sustancia que se encuentra en el trigo y otros cereales. Las reacciones químicas al gluten en su cuerpo estaban alterando la bioquímica de su cerebro, lo que provocó su depresión. ¡Después de eliminar el trigo de su dieta, se recuperó por completo!

Síntomas de ansiedad y depresión

Una persona es diagnosticada con depresión, por lo general, cuando presenta la mayoría de los síntomas (cinco de ellos), si persisten por más de dos semanas y si estos síntomas interfieren con su vida social o laboral. Creo que muchos de nosotros experimentamos algunos de estos, aunque es posible que no nos diagnostiquen una enfermedad mental.

- Sentimiento excesivo de culpa, desesperanza, desesperación y / o inutilidad.

- Dificultad para concentrarse o dificultad para tomar decisiones.

- Alteraciones del sueño: insomnio o dormir demasiado.

- Irritabilidad innecesaria o crónica. Evitar situaciones y actividades sociales o distanciarse de las personas.

- Fatiga o cansancio, a menudo sin razón aparente.

- Falta de motivación, interés o placer en las actividades que solían disfrutar.

- Llanto frecuente sin razón aparente, sintiéndose triste todo el tiempo, sin obtener placer en actividades que solía disfrutar.

- Pérdida o aumento del apetito o peso.

- Pensamientos frecuentes de suicidio.

Los signos típicos de ansiedad incluyen:

- Pánico, inquietud, híper-excitación, miedo, paranoia y pensamientos invasivos o no deseados.

- Incertidumbre, aprensión, indecisión, desesperanza o sensación de parálisis.

- Constante preocupación, tensión, ansiedad o sentimientos incómodos que no tienen una explicación definitiva.

- Incapacidad para sentirse seguro sobre la gestión de situaciones simples.

En ocasiones, la depresión y la ansiedad pueden manifestarse con signos físicos, como:

- Heces sueltas, diarrea, calambres estomacales o náuseas.

- Respiración difícil o superficial, opresión en el pecho, palpitaciones, sensación de desmayo, mareos, boca seca o manos sudorosas.

- Dolores musculares, tensión en la mandíbula, rechinar de dientes por la noche o durante el día, falta de sueño o fatiga crónica.

Diferentes situaciones que pueden causar ansiedad en las personas incluyen:

- Estar en reuniones sociales.

- Cuando una persona se queda sola y se siente incómoda estando sola.

- Cuando los niveles de azúcar en la sangre bajan demasiado, debido a problemas fisiológicos como episodios de hipoglucemia.

- Cuando alguien se enfrenta a sus fobias; por ejemplo, reprobar un examen, conocer gente, ver un perro o exponerse a las alturas.

- Cuando a alguien se le recuerda una experiencia traumática que no se ha resuelto por completo. Esto se ve con mayor frecuencia en el trastorno de estrés postraumático (TEPT).

Diferentes personas responden de manera diferente a situaciones similares, por lo que cada persona debe ser tratada de manera única e individual. La forma en que una persona manifiesta sus síntomas, ya sea ansiedad, depresión o paranoia, depende de sus características únicas, incluida la genética, la dieta y su máscara física y emocional. Las condiciones de vida, el trabajo y los niveles de estrés social de una persona, los sistemas de apoyo y los programas comunitarios, el nivel socioeconómico y otros factores también afectan su capacidad para sobrellevar el estrés y afectar la forma en que se desarrollan sus emociones.

Para consultas personalizadas y videos de salud visita
health.drameet.com/esp

Ejercicios Mentales para Crear Bienestar y Sanar el Pasado

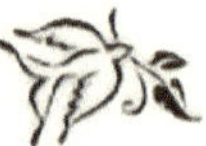

*"Un hombre demasiado ocupado para cuidar su salud es como un mecánico
demasiado ocupado para cuidar sus herramientas".*
- Proverbio español

Una parte primaria de tu cerebro, conocida como cerebro límbico, está diseñada para protegerte a través de mecanismos de supervivencia instintivos. Tu cerebro límbico reacciona automáticamente ante situaciones basadas en experiencias estresantes ya experimentadas en el pasado, y **puede continuar comportándose en un modo defensivo** a pesar de que la experiencia amenazante inicial ya no esté presente en tu vida. Si una experiencia traumática o estresante no se resuelve por completo, tu cerebro inconscientemente continuará enviando señales estresantes a tu cuerpo, especialmente a tus glándulas suprarrenales. Estas señales ejercen un estrés innecesario y prolongado en tu cuerpo, lo que inevitablemente conduce a la fatiga adrenal, a la enfermedad y a problemas emocionales.

La psicoterapia, la técnica de la liberación emocional, los remedios homeopáticos y otras terapias que describo a continuación ayudan a liberar al cerebro de su estado de estrés inconsciente y devolverlo a su estado relajado o neutral, lo que también detiene el estrés que tu mente ejerce sobre las glándulas suprarrenales. La sanación de recuerdos emocionales estresantes, **convierte las conexiones neurales no saludables de tu cerebro hacia conexiones más saludables**, utilizando la neuroplasticidad, que es la capacidad de tu cerebro para crear nuevas conexiones nerviosas. Tales cambios en realidad alteran las interpretaciones emocionales mantienes de recuerdos de experiencias de estés, lo que te permite tener más emociones positivas y una perspectiva de la vida más duradera y saludable.

Los ejercicios de este capítulo ayudan a tu cerebro a resolver situaciones estresantes de tu pasado. Permiten que tu cerebro reemplace las emociones negativas o estresantes con emociones y patrones de pensamiento más saludables mediante la neuroplasticidad. Al hacer estos ejercicios, recuerda reducir procesos inflamatorios y también sanar tu cuerpo, como lo describí en la Parte 2 de este libro. **La inflamación y el desequilibrio hormonal** (consulte la Parte 2) en realidad **reducen la capacidad de tu cerebro para hacer conexiones nerviosas más saludables**, lo que hace que sea difícil sentirse emocionalmente bien, incluso si trata de mantener una actitud positiva practicando estos ejercicios.

La práctica diaria de estos ejercicios reducirá tu predisposición al estrés, la ansiedad, la depresión y los pensamientos negativos. Tu mente comenzará a sentirse segura. Cuando tu mente se siente segura, comienza a relajarse y se vuelve más abierta a nuevos sentimientos de felicidad y a sentirse más preparado para hacer cualquier cosa en la vida. Tener una mente positiva y relajada también te ayuda a esperar experiencias más positivas en tu vida, lo que cambia la forma en que abordas la vida y te trae mejores experiencias. Por lo tanto, tu felicidad en general será más un resultado de la **sanación interna** de tus propias percepciones y emociones, en lugar de cambios en las circunstancias externas de tu vida.

Cada uno de estos ejercicios se puede hacer por separado o juntos, y algunos se pueden hacer todos los días. Recomiendo hacer todos y cada uno de los ejercicios y practicarlos a diario con regularidad. Asegúrate de hacer cada ejercicio después de leerlo en lugar de hacerlos en tu mente. Debes participar completamente en estos ejercicios para que realmente obtengas los beneficios.

Desarrollando Resiliencia Emocional

Puedes practicar los siguientes ejercicios diariamente para desarrollar una mentalidad positiva y una mejor capacidad de recuperación emocional. Úsalos con regularidad, especialmente cuando estés atravesando momentos difíciles, ¡y observa el cambio!

Las Experiencias Positivas del Día Anterior

Las investigaciones muestran que recordar y escribir qué fue lo mejor que experimentaste durante el día, aumenta tu felicidad durante períodos de tiempo prolongados. Siempre hago este ejercicio por las mañanas en la cama, especialmente cuando solía despertar con esa horrible sensación de terror, desesperación y tristeza. Recordar y escribir experiencias positivas ayuda a tu cerebro a reconocer mejor que las experiencias positivas son realmente parte de tu vida y que no hay mucho que cambiar en tu vida para que te sientas bien todos los días. Escribir y enfocarte en experiencias positivas todos los días también rompe tu patrón de experimentar pensamientos y creencias negativas, y eventualmente notarás que puedes sentirse bien la mayor parte del tiempo.

Al final del día y todas las mañanas cuando te despiertes, revisa mentalmente o escribe lo que lograste o lo que le salió bien durante el día y el día anterior. Podría ser terminar una tarea, hacer ejercicio, salir con un amigo, reírse o incluso recibir una sonrisa de alguien. Asegúrate de reconocer al menos ocho circunstancias positivas o que te hicieron feliz. Pruébalo ahora. Dedica 20 minutos a anotar todo lo que salió bien o no te salió mal los últimos 2 días. Te he dejado algo de espacio aquí para hacer esto:

Permítase Sanar

Muchos de nuestros problemas emocionales en realidad provienen de una resistencia inconsciente que tenemos para permitirnos aceptar una mejor forma de ser. Muchos de nosotros **no estamos dispuestos a abandonar** ciertas ideas o emociones a las que nos hemos acostumbrado. Tal vez ni siquiera estés al tanto de estas resistencias sutiles que te impiden sentirse mejor. He creado un ejercicio que te permite superar algunas de estas resistencias inconscientes. Utilicé este ejercicio con éxito cuando trabajaba con víctimas del ataque terrorista en Kenia Westgate, e incluso después de una experiencia tan traumática, vi cómo la ansiedad de las personas se desvanecía, su respiración cambiaba, y su trauma y tensión se convertían en un suspiro y una sonrisa de alivio. Es un ejercicio muy poderoso si se hace bien.

Me gustaría que comiences un ejercicio diario en el que te digas a ti mismo: "es seguro (... ser feliz, sentir de esta manera, dejar ir, sanar, sentirte fuerte, estar enamorado, etc.)" o "está bien... "y siente lo que sucede dentro de ti cuando algunos de tus pensamientos limitantes comienzan a emerger. Este es un ejercicio poderoso que puedes hacer cada vez que sientes alguna incomodidad emocional. Lo he usado muchas veces y siempre me sorprende descubrir qué pensamientos me han estado reteniendo sin que yo siquiera lo supiera.

Cada vez que intentes este ejercicio, busca dentro de ti lo que te gustaría sentir o con lo que estás luchando, y di "Es seguro..." Añade la palabra "a veces" o "de vez en cuando" después de tu oración. Esto ayuda a tu mente a aceptar tus oraciones más fácilmente.

Incluso si sientes algo negativo y no sabes qué es lo que te detiene, intenta decir "es seguro sentirse de esta manera y recuperarse": entonces te darás permiso para abandonar tu lucha interna y sentir una sensación de alivio y fuerza interior. He preparado algunas oraciones para ayudarte en tu camino. Observa cómo te sientes después de decir cada una de estas oraciones. Si sientes que surge alguna resistencia o emoción, acepta estos sentimientos y permíteles cambiar a medida que meditas más profundamente en tu intención positiva.

"Es seguro (está bien) sentirse bien a veces".

"Es seguro (está bien) ser feliz otra vez".

"Es seguro (está bien) ser rico y exitoso a veces".

"Es seguro (está bien) sentirme bien con estos sentimientos a veces".

"Es seguro (está bien) volver a estar enamorado o amar a alguien de nuevo".

"Es seguro (está bien) sentirme empoderado nuevamente".

"Es seguro (está bien) sentir amor por mí mismo de vez en cuando".

"Es seguro (está bien) sentirse así de vez en cuando".

"Es seguro (está bien) sonreírme a mí mismo de vez en cuando".

"Es seguro sentirme importante nuevamente, de vez en cuando".

"Es seguro amarme a mí mismo de nuevo, de vez en cuando".

Sea Agradecido

Solía luchar con lo que significa ser agradecido. Pensé que estaba agradecido porque realmente no estaba criticando nada en la vida. Pensé que en el fondo de mi mente ya estaba agradecido. Sin embargo, después de unos pocos despertares de realización en mi vida, comencé a darme cuenta de que estar agradecido se trata de apreciar completa y activamente sentimientos, detalles específicos sobre personas, cosas o eventos. Ser agradecido implica un reconocimiento de corazón en lugar de algo que piensas que ya haces en el fondo de tu mente. Estar agradecido no le quita un tiempo precioso a las cosas importantes de la vida, pero en realidad le devuelve un tiempo importante para sentir lo que es realmente valioso en su vida.

Estar agradecido es una manera poderosa de mejorar tu bienestar emocional. Los estudios demuestran que las personas que practican la gratitud están menos estresadas y menos deprimidas. Si alguna vez te despiertas por la mañana con ansiedad o con un sentimiento de temor, pasa algunos momentos sintiendo gratitud por todo lo que puedas, y repasa todo lo que te salió bien el día anterior, no te salió mal o te hizo sonreír o relajarte. Todos los días escribe diez cosas por las que estás agradecido. Cuando despiertes por la mañana, agradece por este maravilloso día y agradece cinco cosas por las que estás o puedes estar agradecido. Busca en tu mente a las personas que podrías haber agradecido. Si alguien ha sido amable contigo en el pasado, agradécele verbalmente o en tu mente si no puede verlos, incluso si ha pasado un tiempo desde que los viste por última vez.

En lugar de pensar en lo que no está yendo bien en tu vida o en lo que todavía no has logrado, piensa en cuánto deseabas algunas de las cosas que ahora posees y reconoce que ahora están en tu vida, y aprécialo. Incluso en las circunstancias más difíciles, donde nada beneficioso es evidente, encuentra algo por lo que pueda estar agradecido, incluso si no estás relacionado con una situación difícil. La búsqueda de aspectos positivos en situaciones difíciles transforma tu respuesta ante a la vida y te da el valor para ser más proactivo y crear más cambios positivos para ti. Practicar esto regularmente todos los días infundirá en tu mente pensamientos y emociones positivas para que tengas menos probabilidades de caer en sentimientos negativos.

Haz un compromiso contigo mismo durante los próximos 7 días para visualizar lo que va bien o lo que salió bien, hacer esto durante todo el día durante 7 días, sin importar lo que esté sucediendo. Si estás estresado o hay una situación estresante, haga una pausa por un momento y desvíe su mente para pensar en lo que estás agradecido o lo que salió bien el día anterior, o lo que ha ido bien en tu vida. Podrían ser cosas simples como "Tengo una cama donde dormir", "Estoy ganando algo de dinero", "Estoy agradecido por mi aliento" o "Tengo una familia o personas que se preocupan por mí". Tiempo en que su mente tendrá automáticamente más pensamientos positivos en los que pensar, y se alejará de los pensamientos estresantes y las emociones dolorosas. Continúe ahora y escriba sobre 10 cosas que puede agradecer en el espacio que aquí he dejado para tí:

Estableciendo Intenciones Positivas

"Desear estar bien es parte de estar bien".
-Seneca

A veces, cuando queremos cambios en nuestra vida, nos centramos demasiado en lo negativo, aquello de lo que queremos deshacernos. En lugar de esto, hable de lo que quiere de una manera positiva. Exprese lo que quiere, lo que le da a su mente y a su corazón una clara intención de trabajar, en lugar de decir de lo que quiere deshacerse, que es más quejarse de su situación y reforzar sus pensamientos y sentimientos negativos. Por ejemplo, en lugar de decir: "Quiero deshacerme de mi tristeza y depresión", diga palabras como, "Quiero sentirme más feliz en mi vida". La segunda oración aumenta la sensación de lo que quiere, y le hace más consciente de los pasos necesarios para llegar a donde quieres estar. También le hace consciente de ciertos sentimientos o ideas que tiene y que no quería abandonar. Esta claridad aumenta su capacidad de dar los pasos necesarios para traer cambios positivos en su vida. Escriba al menos diez oraciones de cambio positivo y léalas en voz alta al menos una vez al día o cuando se sienta triste.

Estas son algunas oraciones positivas que lo ayudarán a comenzar un cambio en su vida:

- Quiero sentirme más tranquilo en mi vida (en lugar de decir: "Quiero sentirme menos ansioso").

- Quiero sonreír más a menudo.

- Quiero tener más pensamientos positivos

- Quiero ser y sentirme feliz

- Quiero reír más.

- Quiero estar en una relación feliz y buena para mí.

- Quiero estar en un lugar donde me sienta libre y feliz.

- Quiero tener pensamientos positivos sobre el futuro.

- Quiero sentirme renovado por la mañana.

- Quiero sentirme económicamente libre.

- Quiero ser más feliz conmigo mismo, quiero pensar en mí mismo y sonreír.

- Quiero sentir confianza en mí mismo.

- Quiero sanar esto.

Sea específico acerca de sus metas y deseos. Adelante, escriba alguno. ¡Extiéndase, explore, disfrute y sienta realmente las cosas que quiere! Al principio, puede ser difícil precisar exactamente lo que quiere; sin embargo, al hacer este proceso, emergerá una sensación de claridad, y será más fácil imaginar qué es lo que realmente le hace sentir mejor. Después de un tiempo, automáticamente comenzará a dejar ir la tristeza, la desesperación y otros patrones de pensamiento negativos, y podrá enfocarse en pensamientos y emociones positivas.

Meditación Efectiva

"La naturaleza, el tiempo y la paciencia son tres grandes médicos".
-H. G. Bohn

Hubo un momento en mi vida en que estaba extremadamente estresado, confundido e indeciso y no encontraba sentido de lo que realmente quería para mí. Fui a diferentes terapeutas, y todos me ayudaron un poco, pero nada detuvo la confusión ni me dio una sensación de paz hasta que comencé a meditar. Tan sencillo como suena, fue uno de los regalos más poderosos que me di a mí mismo. Me ayudó a conectarme con una verdad interna que realmente se sentía como mía, y esto me dio tanto poder para mantenerme en calma, tomar mis propias decisiones y entender lo que realmente quería para mí.

La mayoría de las personas tienen su propia manera específica de meditar; sin embargo, a algunas personas les resulta bastante difícil. A continuación, he descrito algunas técnicas simples. En lugar de tratar de meditar durante mucho tiempo, en realidad es más terapéutico hacer meditaciones más cortas y frecuentes durante el día, incluso por solo cinco minutos a la vez. La meditación te ayuda a desarrollar pensamientos más positivos y tomar decisiones más racionales. La meditación diaria mejora los niveles de neurotransmisores en tu cerebro, reduce la ansiedad, mejora tu estado de ánimo, ayuda a resolver problemas emocionales más profundos y te conecta con tu ser espiritual superior.

Una simple meditación

- Siéntese cómodamente con un cojín en el suelo o en una silla, con la espalda recta y el dorso de las manos apoyadas en los muslos.

- Toca las puntas de tus pulgares con los dedos índices. Cierra los ojos suavemente y lleva el enfoque de tu mente hacia tu respiración, permitiendo que tu respiración siga su ritmo natural.

- Imagina que tu aliento está hecho de luz blanca y amor, y toda esta luz y amor está impregnando cada célula de tu cuerpo y sanando cada parte de ti, incluyendo tus pensamientos y emociones.

- Medita en un entorno tranquilo, limpio y ordenado, preferiblemente cerca de algunas plantas o en la naturaleza. Comparte tu luz y tu amor sanador con las plantas que te rodean e imagina a las plantas compartiendo su luz sanadora y su amor contigo. Esto aumenta la energía positiva que recibes del medio ambiente.

- Medita durante al menos dos minutos cada vez que tengas oportunidad durante el día, y luego aumenta lentamente hasta llegar a diez minutos o más.

- Si tu mente se llena de pensamientos durante la meditación, observa estos pensamientos sin tratar de eliminarlos y sin juzgarlos. Al observar estos pensamientos, observa qué reacciones provocan en ti y permite que esas reacciones ocurran sin luchar contra ellas. Deja que estos pensamientos desaparezcan a medida que regresas a tu visualización. Permitir que tus pensamientos y sentimientos vayan y vengan durante la meditación desarrolla armonía y paciencia en tu mente y te ayudará a estar más cómodo y seguro de ti mismo. A medida que te sientas más cómodo con tus sentimientos, tus pensamientos tendrán menos poder para crear estrés en tu cuerpo.

- Otras formas de meditación, además de centrarte en la respiración, incluyen visualizar diferentes imágenes, como luz dorada en el centro de la frente, la llama de una vela, el océano, el cielo o la naturaleza.

- Otra forma de meditar es visualizar palabras como alegría, amor, perdón y paz. **Sonreír** y **meditar en palabras positivas** puede ser muy reconfortante. Cierra los ojos e imagina la palabra alegría, y deja que tus sentimientos sigan la idea de la alegría. Sonríe cuando recuerdes sonreír y relájate en la sensación de alegría.

- Meditar diariamente crea armonía en tu corazón, te sentirás menos perturbado por situaciones estresantes. La actitud positiva será más natural para ti, y comenzarás a sentirte más cómodo contigo mismo.

El Perdón, las Decepciones y las Expectativas

El perdón puede ser algo difícil a veces. La mayoría de nosotros, incluso cuando tratamos de perdonar, aún nos queda un sentimiento de dolor o decepción. Esto es normal. Aun sabiendo que perdonar a alguien o algo podría ser bueno, tu mente podría no estar lista para soltar u olvidar. De hecho, a veces decir "Te perdono" a alguien todavía te deja con la sensación de que algo malo sucedió y que la otra persona aún se siente culpable.

A través de mi entrenamiento en terapia de constelaciones familiares, encontré una nueva forma más humilde y completa de decir "te perdono". Es diciendo "Lo siento, esto sucedió para mí a través de ti", o "Lo siento, esto pasó por nosotros", o una versión similar a esta. Decirlo de esta manera te permite aceptar y dejar ir la situación de manera más completa y pacífica. También elimina cualquier culpa que todavía sientas hacia esa persona que te deja con un falso sentido de superioridad. Pruébalo. Incluso si no sientes intención de perdonar a alguien que te lastimó o te decepcionó, intenta decir esto, directamente o en tu mente, y observa lo que sucede. El perdón libera tu mente de la energía negativa, los pensamientos y la culpa. Le permite avanzar más pacífica y positivamente.

El resentimiento y la desilusión atormentan tu mente, te hacen más negativo y te impiden vivir la vida de manera positiva. De manera similar, las expectativas no satisfechas pueden ser una gran fuente de energía depresiva inconsciente que llevamos con nosotros. Según algunos terapeutas, las expectativas y desilusiones no satisfechas, especialmente las relacionadas con nuestros padres, pueden ser una fuente de depresión crónica sin que lo sepamos. Piensa en todas las expectativas o desilusiones no satisfechas que ha experimentado con las personas. Ya sea que esperaras que hicieran algo por ti, o si se comportaron de cierta manera, o si te quitaron algo, sea lo que sea, realiza una revisión mental y observa si tienes ira, resentimiento, desilusión o sentimientos tristes, suelta estas expectativas y desilusiones, y utiliza la frase del perdón "Lo siento, esto pasó..." en cada uno de estos recuerdos. Con frecuencia, debes hacer un esfuerzo mental para alejarte de esta energía estancada que te impide vivir y sonreír. Diga "Es seguro dejarlo ir", o "Es seguro sentirse de esta manera", o "A veces es seguro sentir el perdón", o cualquier otra oración te liberará de las garras del resentimiento y la decepción. Una vez que puedas alejarte de estos sentimientos, tu cerebro se reconectará a sí mismo y liberará espacio mental para tener pensamientos y sentimientos más positivos.

Técnica de Liberación Emocional

Desarrollada por Gary Craig, la Técnica de Libertad Emocional (EFT) es uno de los métodos de crecimiento más rápidos que la gente está utilizando para encontrar alivio a los problemas emocionales. En EFT, dices afirmaciones sobre tus sentimientos y **toca puntos particulares de acupuntura** en tu cuerpo. A pesar de que EFT puede parecer extraño de hacer al principio, EFT trae alivio emocional significativo de inmediato y cambia las creencias y percepciones negativas en experiencias más positivas.

- Para realizar EFT, elige una emoción o experiencia con la que estés luchando y que desees cambiar a un estado más positivo.

- Usando las yemas de los dedos, toca la parte carnosa del borde de la palma izquierda debajo del dedo meñique (conocido como el "punto de karate chop") mientras dices la siguiente frase tres veces: "Aunque yo... (Diga su problema aquí, por ejemplo, "estoy herido por la arrogancia de mi compañero hacia mí" o "me siento realmente deprimido en este momento"), me amo y me acepto profunda y completamente y me respeto a mí mismo".

* Resume tu oración inicial en una oración más corta (por ejemplo, la oración anterior puede convertirse en "herido por la arrogancia de Steven") y toca al menos tres veces los siguientes puntos de su cuerpo mientras dices la versión abreviada de tu oración:

1. *En el hueso cerca de la esquina interna de la ceja (ojo izquierdo o derecho, no importa)*

2. *En el hueso en el borde externo de su ojo*

3. *En el hueso debajo de su ojo*

4. *En la piel arriba de su labio y debajo de su nariz*

5. *En la piel sobre tu barbilla y debajo de tu labio inferior*

6. *En la parte interna de la clavícula*

7. *En la cuarta costilla debajo de su pecho*

8. *En un lado de sus costillas y debajo de su axila*

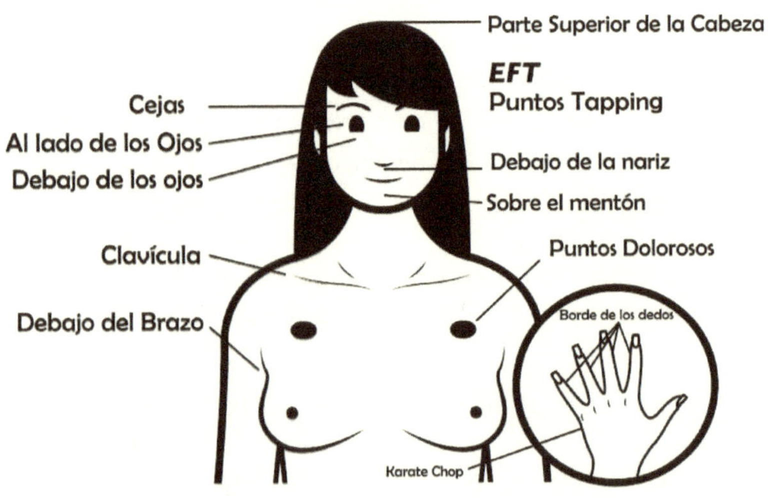

Puedes sentir un cambio en tus sentimientos, **y puedes modificar tu oración para que coincida con tus nuevos sentimientos**. Por ejemplo, puedes decir "menos deprimido" o "sentirme aliviado" mientras continúas tocando. Una vez que llegues al punto de final debajo de tu axila, comienza nuevamente si todavía te quedan sentimientos negativos. Cambia tu oración para que coincida con cualquier sentimiento nuevo que estés experimentando. Esta es una versión simplificada de EFT y se pueden encontrar más detalles y audios más precisos en Internet, incluidos manuales gratuitos sobre EFT. La belleza de EFT es que usa puntos de acupuntura y afirmaciones positivas para crear nuevas conexiones neuronales en el cerebro, y libera patrones emocionales limitantes, creando beneficios a largo plazo muy fácilmente.

Rumiación Saludable

"A veces tu alegría es la fuente de tu sonrisa, pero a veces tu sonrisa puede ser la fuente de tu alegría".
-Thich Nhat Hanh

La rumia ocurre cuando pasamos tiempo pensando negativamente sobre nuestros problemas, reflexionamos negativamente, nos enfocamos en los sentimientos asociados a situaciones negativas de la vida, o pensamos cómo podríamos haber hecho las cosas de manera diferente. La rumiación a menudo involucra otros pensamientos como miedo, preocupación, remordimiento, culpa y vergüenza, que **no están orientados a la solución o al progreso**. La rumia estresa a tu cerebro y aumenta la ansiedad y la depresión, y también evita que participes en pensamientos, conversaciones, relaciones y actividades más saludables que eviten los sentimientos negativos. Lo triste es que a las personas estresadas, ansiosas, cansadas y deprimidas les cuesta más detener la rumia y convertir su diálogo interno en pensamientos más positivos, convirtiéndolo en un círculo vicioso.

La rumia sucede cuando tu mente no ha resuelto o no puede resolver por completo una experiencia emocional difícil. El asesoramiento, especialmente la psicoterapia, reduce la rumia ayudándote a aceptar las experiencias emocionales. Al compartir tus sentimientos con un terapeuta y liberar emociones difíciles, tu cerebro crea **nuevas conexiones neuronales** que tienen **menos carga emocional**. Esta sanación te permite sentirte más feliz y tener pensamientos más saludables.

La rumia a veces es difícil de superar porque involucra procesos de pensamiento que intentan resolver problemas importantes en tu vida. Incluso si deseas detenerte, puedes sentirte ansioso por dejar de rumiar porque significa que no resolverás tu problema y serás vulnerable ante la situación. Sentirte lo suficientemente cómodo como para dejar de rumiar y concentrarte en otras cosas agradables vendrá con la práctica.

Si el asesoramiento no es una opción para usted, hay otra manera de combatir la rumia. En primer lugar, debe reconocer que la rumiación aumenta el estrés mental y la depresión. En segundo lugar, piense en las cosas por las que generalmente rumia e identifique situaciones o momentos en los que generalmente rumia (como conducir al trabajo, sentarse solo en casa por las noches, etc.). Obsérvate rumiando cada vez que suceda, y **encuentra una distracción** lo más pronto posible. Aquí hay algunas maneras con las que puedes romper el ciclo de rumiación.

Llama a un amigo, escucha música, juegue con su mascota, o vaya de compras y mantenga conversaciones con el personal de la tienda o incluso con un extraño. Si puedes, comparte tus sentimientos con un amigo porque ayuda a obtener una perspectiva diferente de tus problemas y posibles soluciones.

Practica todos los demás ejercicios descritos en este capítulo. Pinta una imagen referida a tus pensamientos, escribe continuamente sobre ellos durante cinco minutos seguidos sin quitar la pluma del papel. Escribir de esta manera libera emociones y crea vías neuronales más saludables en tu cerebro. Al restablecer las vías neuronales, tu cerebro pierde parte de su tendencia a meditar en los mismos recuerdos porque ha cambiado el contexto emocional de los recuerdos a través de la descarga emocional.

Comienza a decir afirmaciones positivas todo el tiempo. Las afirmaciones positivas rompen el ciclo de los patrones de pensamiento negativos y también te ayudan a comenzar a creer que puedes sentirte bien. Una vez que comiences a creer en posibilidades más positivas, tu mente se vuelve más motivada y permanecerás más tiempo en un estado de bienestar. Háblate a ti mismo diciendo: "Estoy feliz, soy afortunado, fuerte y bendecido"; "Me pasan cosas buenas todos los días"; "La vida es cada vez mejor"; "Me siento bien conmigo mismo"; "Está bien sentirse de esta manera"; "Te amo (a ti mismo en el espejo)"; "Eres importante (para ti mismo en el espejo)"; "A veces estas cosas pasan y está bien"; "Está bien perdonarme a veces". Incluso si no puedes creer o sentir la esencia de estas oraciones en ese momento, continúa diciéndolas porque al centrarte en afirmaciones positivas en lugar de pensamientos negativos y repetitivos, tu cerebro en realidad se siente menos estresado y lentamente comienza a reconectarse para una mejor salud.

Haz un circuito rápido de abdominales o flexiones de brazos; trotar en el lugar; lavar los platos; escribir lo que debe hacer durante la semana; salir a dar un paseo; o meditar sobre pensamientos positivos como el amor, la paz y la alegría. Considero que el ejercicio es una de las mejores maneras de romper la rumia, especialmente cuando hago ejercicio con otra persona. Tener compañía, te ayuda a relacionarte con otras personas en lugar de preocuparte y aislarte en tus propios pensamientos.

Evito comer solo tanto como sea posible. Comer solo puede ser extremadamente deprimente. Si tienes que estar solo mientras comes, escucha música o practica estar agradecido por cada pequeña cosa de tu vida, incluso cada bocado de comida. Los estudios demuestran que estar agradecido minimiza consistentemente la progresión de la depresión. Cuando estuve de visita en India, un hotel colocaba un pez dorado nadando en un cuenco en cada mesa individual.

Haz cualquier cosa excepto pensar negativamente respecto a tus problemas, incluso si eso significa pintar, sonreír a las nubes, hablar con un árbol o reírte de ti mismo.

Completando Tareas Pequeñas

Con frecuencia en la depresión dejamos nuestra vida en ruinas y permitimos que las actividades no concluidas se agraven. Una persona deprimida no está motivada para hacer mucho. Las tareas pendientes permanecen en nuestras mentes y consumen mucha energía inconsciente. **De esta manera perdemos energía**, y la procrastinación se convierte en un hábito y una lucha. El problema es que, cuantas más tareas dejas sin terminar, más abrumadora parece ser tu vida, desanimándote aún más a intentar lograr algo, por lo cual también te deprimes más.

Al realizar tareas pequeñas, como limpiar tu habitación, pagar una factura, escribir un correo electrónico o llevar a pasear a tu perro, tu mente realmente **siente una sensación de logro**, satisfacción y placer. Las experiencias frecuentes de logro, placer y satisfacción fortalecen su sentido de confianza y motivación, lo que te permite realizar otras tareas más fácilmente. Si te sientes atascado, solo confía en que tienes que completar una tarea pequeña, y no importa lo desmotivado que te sientas al respecto, comprométete a completarla. Recuerda, podría ser tan pequeño como enviar un correo, limpiar tu habitación, pagar una factura, escribir tus metas para la semana (una actividad realmente buena) o llamar a alguien a quien amas. Una vez que comiences a sentir la satisfacción de los pequeños logros y reconozcas la postergación como la evitación de arriesgarte al cambio, te sentirás motivado a hacer más por tu vida. ¡Simplemente comienza con una tarea a la vez, ahora mismo!

Sanando el Pasado

Los siguientes ejercicios te ayudarán a liberar tu mente del trauma de experiencias del pasado y de tu vida actual, así podrás estar más presente y disfrutar la vida plenamente. Trata de no volver a traumatizarte cuando pienses en algunos de tus viejos recuerdos: sé gentil contigo mismo y busca ayuda profesional si algunos de estos recuerdos son demasiado difíciles de manejar por tu cuenta.

Diario de Sanación de la Línea del Tiempo

A veces, obtener una perspectiva general de nuestras experiencias en la vida ayuda a sanar muchas de nuestras creencias y sentimientos. En este ejercicio, me gustaría que dibujes un gráfico de la línea de tiempo de tu vida, comenzando desde el nacimiento hasta tu vida actual. Puedes usar la tabla que he dibujado para ti. En el lado izquierdo, según el tiempo, enumera todas las experiencias físicas que tuvieron un impacto significativo en ti. En el lado derecho, enumera todas las experiencias emocionales que has tenido en tu vida que te hicieron sentir avergonzado, traumatizado, estresado, culpable, temeroso o no deseado, o crearon cualquier otro sentimiento incómodo para ti. Incluso si sientes que estas experiencias son irrelevantes para usted hoy, escríbelas, porque cuando ocurrieron, por pequeñas que fueran, sí tuvieron un impacto en ti.

Ahora, comenzando con la experiencia emocional más reciente, escribe continuamente sobre cualquier cosa que te venga a la mente en torno a tu experiencia. **Escribe durante quince minutos** sin alejar tu pluma del papel. Continúa escribiendo aun cuando parezca no tener sentido. Este ejercicio te ayuda **a liberar emociones atrapadas** conectadas con tus experiencias y te ayuda a ver tu vida de forma más clara y tranquila. Haz esto por un máximo de dos experiencias pasadas por día, no más, ya que no resolverás completamente las experiencias si agitas tu mente con un gran procesamiento emocional.

Es posible que debas repetir este ejercicio para ciertos eventos que tardan más en resolverse. Tómate tu tiempo en este viaje de sanación. Sé paciente contigo mismo. No juzgues lo que escribes en el papel. Simplemente continúa escribiendo durante las próximas semanas o meses y observa como mejoras a medida que obtienes una perspectiva renovada y más empoderada sobre tu vida.

Nacimiento

Experiencias Físicas   Experiencias Emocionales

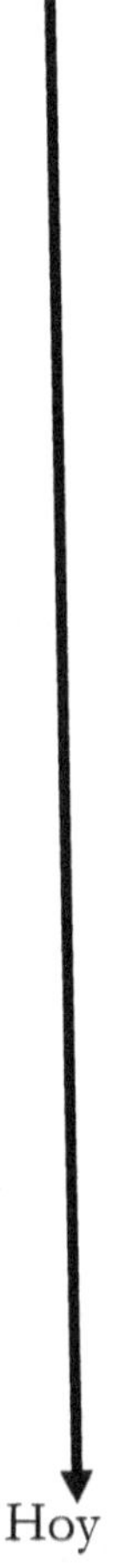

Hoy

Experiencias Físicas   Experiencias Emocionales

Relajación del Aliento en Experiencias del Pasado

Este es un ejercicio que he creado y que considero funciona muy bien. Si tienes recuerdos que te producen sensaciones de estrés o negatividad, te invito a volver a conectarte mentalmente con ese recuerdo. Mientras te imaginas en esa situación, observa cómo estás respirando. Comienza a calmar la respiración, respira de forma relajada mientras te concentras en la experiencia. Permite que tu mente y tus emociones cambien mientras continúas calmando tu respiración. Confía en el proceso y acepta los cambios que estén sucediendo. Usa este ejercicio en cada experiencia que hayas anotado en tu diario de sanación de la línea de tiempo y observa qué tan diferente te sientes. Aunque parece un ejercicio muy simple, me resulta muy útil para ayudar a nuestro cerebro a reorganizar algunos de los recuerdos perturbadores que conservamos en nuestra memoria emocional.

Cambia tu Historia

En la vida, a menudo creamos una historia para nosotros mismos. Por ejemplo, puedes decir cosas como, "No me he recuperado desde que mi novia rompió conmigo", o "Me siento víctima de lo que sucedió, y no fue justo" o "Era demasiado tímido como un niño", así que nunca hice suficientes amigos en la escuela ", o alguna otra historia con la que te sigues identificando. Si te identificas con lo que llamo historias de victimización o impotencia, **continuamente te comportas como si estas historias todavía tuvieran un efecto sobre ti**, y se hace difícil crear comportamientos más saludables y funcionales hasta que comiences a cambiar esa historia sobre ti mismo.

Si **vuelves a contar tu historia** de una manera diferente, tanto a ti mismo como a los demás, sin dejar de ser veraz, le das a tu cerebro la oportunidad de adaptarse y sentir una sensación de poder sobre la situación en lugar de sentirse víctima. Te digo que este es uno de los ejercicios más poderosos que he experimentado y que realmente transforman tu vida.

Por ejemplo, una pequeña historia de mi infancia podría ser contada de la siguiente manera:

Mi maestra se acercó a mí un día en el salón de clases y estaba muy disgustada porque tenía mi fiambrera al lado de mi escritorio. No tenía idea de que esto podía ser un problema. Ella lo levantó y lo arrojó por al suelo al otro lado del salón de clases y me gritó. Sentí una gran vergüenza y terror y le tenía miedo desde entonces.

Puedo ralentizar los eventos en mi memoria en diferentes partes, lo que facilita a mi cerebro procesar partes pequeñas de la historia en pequeños pasos:

Estaba sentado junto a mi escritorio cuando, de repente, mi maestra se acercó a mi escritorio y se enojó conmigo por algo. No estaba muy seguro de la causa. En su enojo, levantó mi fiambrera y la arrojó al suelo. Estaba avergonzado y confundido, y creo que fue porque mi fiambrera estaba junto a mí, aunque todavía no estoy seguro de si este fue el verdadero problema.

Como he separado las diferentes partes de la experiencia en componentes emocionales separados, puedo ver claramente que tal vez la maestra no solo estaba enojado conmigo, sino que ahora veo a una persona simplemente enfadada. Incluso puedo probar añadir humor a mi historia para que sea más ligera para mí:

Mi maestra era una mujer muy estricta y enfadosa, y todos los niños le tenían miedo. Ella incluso se acercó a mí un día y arrojó mi almuerzo al suelo del salón de clases y me gritó. Me sorprendió y todos los niños se sorprendieron, pero sabíamos que ese era su típico comportamiento.

Esta vez, al volver a contar la historia, me doy cuenta de que muchos niños le tenían miedo y que tal vez era una mujer que generalmente estaba enojada. Me doy la oportunidad de sentirme menos culpable y avergonzada por la situación pues todos los niños le tenían miedo y su enojo no solo se había personalizado hacia mí. De repente, me he sentido apoyado por todos los niños de la clase. Tal vez mi maestra no sabía cómo comportarse adecuadamente con los niños y fue irresponsable. Al darme cuenta de que la ira de mi maestra era generalizada, en lugar de sentir miedo, sentí entonces una sensación de liberación en mi cuerpo , y ahora me siento menos amenazado al recordarla.

Puede tomar muchos intentos para que llegues a sentirte menos afectado emocionalmente por tu historia. Esto ESTÁ BIEN. Cada vez que sientas un ligero cambio en tu consciencia o en tus sentimientos, tu cerebro se está recuperando del evento. También puedes escribir tu historia de distintas formas y realizar los cambios de consciencia por tu cuenta; sin embargo, es mejor hacerlo con personas debido al intercambio energético que se obtiene al compartir con las personas. También puede hacerlo en un grupo de aproximadamente cinco o más personas, compartiendo con diferentes personas del grupo, contando de nuevo tu historia de diferentes formas a cada persona. A continuación practique reescribiendo sus recuerdos un par de veces, y observe si esto hace una diferencia para usted:

Imagine Experiencias Positivas

Otro ejercicio para resolver el trauma emocional de un evento es imaginar el evento que ocurre en un escenario o en una pantalla de televisión, con usted como espectador en el público. Mientras observa la experiencia, imagine que el evento ocurre de forma ligeramente diferente. Usa tu mente para traer escenas de ayuda o resultados más positivos para el evento.

Por ejemplo, para curarme de una situación en la que fui abusado emocionalmente por alguien en mi pasado, lo imagino en la pantalla apartando la mirada brevemente de mí y mostrándome interesado en otra cosa. Esto disminuye la intensidad de su mirada y realmente me ayuda a respirar un poco más profundo. A medida que continúes el ejercicio, con el tiempo, podrías estar listo para imaginar a esa persona alejándose periódicamente. Esto da más espacio para respirar y ayuda al cerebro a reprocesar el evento de una manera más relajada. Hacer esto repetidamente en realidad reconecta el cerebro y altera las emociones que rodean los recuerdos estresantes, impidiendo que tu cerebro ejerza presión continua sobre tus glándulas suprarrenales.

Otro recuerdo que curé de esta manera fué cuando me resultó difícil recuperarme del intenso dolor que sufrí durante una ruptura prolongada con mi novia. Fue un largo período de rechazos y discusiones donde sufrí bastante. Lo que hice para disminuir la intensidad de mi dolor fue imaginarla en la pantalla sonriéndome de vez en cuando durante nuestros tiempos difíciles. Hacer esto redujo el dolor en mi mente que todavía estaba allí y me ayudó a sonreír un poco. Verá, no necesité cambiar todo el recuerdo, lo alteré sutilmente para que permaneciera creíble en mi mente. Mientras continuaba con este ejercicio, de hecho resolví un montón de problemas de dolor y autoestima que se derivaron de este evento y logré desarrollar una relación sana con una nueva persona.

Un tercer ejemplo es el recuerdo de un maestro que fue realmente malo conmigo cuando era un niño. Cuando lo visualizo en la pantalla mirando y gritando al pequeño, me imagino a un pájaro descansando sobre su hombro. Automáticamente, esto descarga el enfoque en mi cerebro desde su enojo y mirada amenazante a algo más suave y seguro de experimentar para un niño pequeño. Incluso podría imaginarme a mis padres o alguien más grande acercándose a hablar con él como una forma de protegerme. Esto también reduce la ansiedad en mi memoria inconsciente. Debido a que estoy menos amenazado y me siento más seguro emocionalmente con mis recuerdos, mi cerebro deja de enviar señales estresantes e inconscientes a mis glándulas suprarrenales, y recupero algo de mi fortaleza emocional.

Inicialmente, puedes sentir emociones intensas al hacer estos ejercicios. A medida que continúes haciéndolos, la intensidad disminuirá porque tu cerebro habrá descargado parte del estrés asociado a tus recuerdos. Los eventos negativos en tu pasado obstaculizan tu autenticidad y alteran la forma en que te comporta con los demás. Si continúas viviendo tu vida de una manera compensada, perpetúas los sentimientos negativos que llevas dentro de ti. A medida que te recuperas emocionalmente de los eventos pasados, comienzas a sentirte más seguro y abierto en tu vida. La sanación es una oportunidad para despertar un yo más libre y más alegre y para interactuar con el mundo de una manera más positiva y autosuficiente, que con suerte te traerá una mejor salud y experiencias más positivas.

Ho' oponopono

Ho'oponopono es una antigua práctica hawaiana de perdonar y amar la parte dentro de ti que está experimentando un trauma o un evento perturbador. Ho'oponopono se hizo famoso cuando el Dr. Ihaleakala Hew Len en Hawai curó a los delincuentes con enfermedades mentales sin siquiera verlos. Estudiaba sus historias clínicas y miraba dentro de sí mismo para descubrir qué parte de su conciencia creaba la enfermedad de la persona en su realidad. Mientras perdonaba y amaba esta parte dentro de él, el Dr. Len logró curar a toda una sala de pacientes.

Esto parece una historia descabellada, sin embargo, ha funcionado para muchas personas y se basa en los principios de que el mundo es una proyección de lo que hay dentro de nosotros y somos responsables de todo lo que experimentamos en nuestro mundo. Podemos sanar cualquier cosa asumiendo una responsabilidad personal total por la experiencia y sanando en nosotros la parte que está creando la experiencia. Para hacer Ho'oponopono, cada vez que te sientas perturbado por una situación o tengas un trauma pasado que no esté completamente curado, permítete abrirte a esa parte interna en la que te sientes herido o perturbado por la experiencia, ya sea en el pasado o en el presente. Una vez que sientas este lugar dentro de ti, coloca ambas manos sobre el área de su corazón en el centro de su pecho diciendo las siguientes palabras a esa parte interna estresada con tanto amor y compasión como sea posible:

"Lo siento, te amo, te perdono, gracias".

Puedes pensar estas palabras en silencio, susurrarlas o decirlas en voz alta. Continua dirigiéndolas a la parte estresada dentro de ti, observa cómo se siente y confía en los cambios que sientas dentro de ti. Añada Ho'oponopono en cada experiencia que escrita en su diario de sanación de la línea de tiempo para ayudar a disminuir las emociones que rodean situaciones difíciles en su vida. Hago Ho'oponopono en situaciones diarias y en muchas experiencias pasadas y a menudo noto un cambio en mis emociones, en la forma en que me relaciono con las personas y en la forma en que me comporto ahora.

Voluntariado

¿Sabías que ser voluntario para una causa digna realmente mejora el bienestar emocional? Sí, es verdad. Lo he hecho muchas veces y realmente me siento bien. Los estudios demuestran que el voluntariado realmente alivia y evita recaídas en la depresión. El voluntariado también te ayuda a desarrollar habilidades sociales, te da la oportunidad de hacer contactos y amigos, y evita el aislamiento social, que es una de las causas importantes de procesos depresivos. El voluntariado a menudo libera el estrés y puede ser muy gratificante, lo que significa que tu cuerpo en realidad producirá endorfinas (hormonas del bienestar) por sentirse satisfecho y apreciado. Dedica tu tiempo a una buena causa este fin de semana, o cada vez que tengas tiempo libre. Arriésgate y descubre qué podría ser divertido para ti. No tienes que ponerte en una situación difícil para ser voluntario. Recuerdo haber pasado un fin de semana plantando árboles en el Monte Kenia en nombre de la conservación de bosques. Todos los domingos, dono alimentos a un orfanato para niños con SIDA, lo cual es positivo porque las risas y los abrazos de los niños se sienten muy bien. Estos son solo algunos ejemplos de buenos entornos en los que puedes ofrecer tu tiempo como voluntario. ¡Y quién sabe, incluso podrías ayudar a alguien a cambiar su vida para mejor con una habilidad única que ni siquiera sabes que forma parte de ti!

Amigos, Familiares, y Grupos de Apoyo

"Los amigos son la medicina de la vida"
— Desconocido.

Ser abierto y obtener el apoyo de familiares, amigos y grupos de autoayuda puede marcan una gran diferencia si experimentas problemas emocionales. Puede ser intimidante al principio, pero revelar tus problemas a una persona confiable comienza una reacción en cadena de ayuda y liberación emocional. Puedes darle consejos, compartir una situación similar en sus vidas, o conocer a alguien que pueda ayudarlo. Incluso si no obtienes toda la ayuda que necesitas de la primera persona con la que hablas, compartir tus problemas con una persona te da el coraje de abrirte y buscar ayuda con otras personas.

Como amigo o miembro de la familia de alguien con problemas emocionales, es importante escuchar cuidadosamente cuando él o ella revelan sentimientos y evitar ser crítico. Demuestre que le importan y le interesan los problemas en lugar de intentar sugerir soluciones de inmediato. Una persona que revela ansiedades y problemas emocionales está siendo vulnerable contigo. Mientras más escuches y le permitas a esa persona sentirse BIEN al compartir este lado vulnerable, más abierto estará a recibir ayuda.

Pregunta cómo puedes ayudar, pero trata de ser paciente y no juzgar si se niegan a recibir su ayuda. Las personas con dificultades emocionales a menudo suelen juzgar las posibles soluciones. Otra forma en que puedes ayudar es encontrar grupos de meditación, yoga, crecimiento personal o grupos de autoayuda. Tal vez pueda asistir a algunas sesiones con la persona para alentarlo. Tener apoyo en la reunión o consulta inicial ayuda a disolver muchas barreras que las personas experimentan cuando buscan ayuda por primera vez.

Para consultas personalizadas y videos de salud visita
health.drameet.com/esp

PARTE II

Una Breve Introducción a la Bioquímica Cerebral (Neurotransmisores)

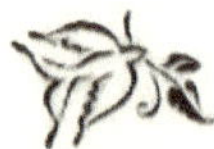

Antes de hablar sobre los factores físicos que contribuyen al bienestar emocional, es importante entender cómo los mensajeros químicos conocidos como neurotransmisores afectan la salud. Estas biomoléculas, presentes en tu cerebro y en todo tu cuerpo, tienen un fuerte impacto en la salud mental. Es importante saber que los niveles de neurotransmisores están controlados por diferentes órganos y procesos en tu cuerpo, y no solo en el cerebro.

La dopamina es un neurotransmisor responsable del placer. Te ayuda a sentirte relajado, motivado, alerta y feliz. Si te sientes **desmotivado, no puedes concentrarte o te apetece café, chocolate u otros**

estimulantes, es probable que tengas niveles bajos de dopamina. Los niveles bajos de dopamina también se asocian con pensamientos incoherentes, depresión y esquizofrenia. La dopamina también controla los procesos físicos, que incluyen la digestión, el control del corazón, los músculos y la función tiroidea. La nicotina en los cigarrillos aumenta la producción de dopamina, por lo que fumar, a pesar de ser nocivo para la salud, calma a las personas. La dopamina excesiva en tu cuerpo es dañina, sin embargo, porque suprime la serotonina, un neurotransmisor que mejora su estado de ánimo, te mantiene en calma y es vital para prevenir la depresión, la ansiedad y otros trastornos del estado de ánimo. Debido a que el cobre ayuda a producir dopamina, la toxicidad de cobre, común en muchas personas, causa una sobreproducción de dopamina, que reduce los niveles de serotonina, lo que genera problemas emocionales.

GABA (ácido gamma amino butírico) es un neurotransmisor que genera calma, mejora el sueño y reduce el estrés, la ansiedad, los ataques de pánico y el dolor. Si te **sientes tenso, tienes dificultades para dormir y no puedes relajarte**, es probable que tus niveles de GABA sean bajos, y es probable que también **desees consumir cosas dulces e incluso alcohol.**

La Serotonina es un neurotransmisor clave que calma los nervios, reduce la respuesta al estrés, te ayuda a dormir mejor, te proporciona una sensación de comodidad y aumenta su capacidad para sentir placer. La serotonina se produce tanto en el cerebro como en el intestino delgado, motivo por el cual la salud digestiva es tan crucial para el bienestar emocional. Cuando la serotonina es baja, tu capacidad para sentir placer disminuye; es probable que te sientas **más negativo, preocupado o ansioso.** Puedes tener **problemas para dormir**; y ser más propenso a la depresión, trastorno obsesivo-compulsivo, alteraciones del sueño, trastornos de pánico, comportamiento agresivo y tendencias suicidas. Los niveles bajos de serotonina también crean **antojos de carbohidratos**, por lo que las personas con trastornos del estado de ánimo suelen lidiar con antojos, atracones u otros hábitos alimenticios deficientes.

La Norepinefrina es un neurotransmisor producido en el cerebro y por las glándulas suprarrenales. Te mantiene alerta y activo, acelera tu respiración, contrae los vasos sanguíneos, aumenta tu frecuencia cardíaca y aumenta tu presión arterial. Junto con la adrenalina, es uno de los neurotransmisores de lucha o escape. Los niveles de norepinefrina deben disminuir de forma natural cuando no se requiere estar alerta y realizar actividades importantes. Los niveles muy bajos, sin embargo, están relacionados con la depresión. Cuando los niveles de norepinefrina permanecen elevados durante un tiempo prolongado o cuando se elevan demasiado, las personas sufren de insomnio y tienden a experimentar sentimientos de miedo, pánico o ansiedad. Durante los ataques de pánico, cuando las personas experimentan una frecuencia cardíaca rápida y una respiración rápida, generalmente la norepinefrina y la adrenalina son elevadas.

Para consultas personalizadas y videos de salud visita
health.drameet.com/esp

Glándulas Suprarrenales y su Bienestar Emocional

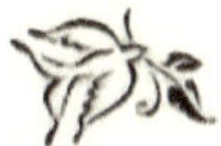

"La salud es la posesión más importante. La satisfacción es el tesoro más grande. La confianza es el mejor amigo. El No Ser es la mayor alegría".
-Lao Tzu

Ahora que sabes más sobre los neurotransmisores, comprenderás cómo los diferentes órganos de tu cuerpo afectan tu salud mental a través de su influencia sobre los neurotransmisores. Tus glándulas suprarrenales son probablemente uno de los órganos más importantes e influyentes en tu salud mental. Están situadas sobre los riñones y ayudan a sobrellevar el estrés produciendo sustancias químicas como cortisol, norepinefrina y adrenalina.

Durante períodos estresantes, tus glándulas suprarrenales trabajan en exceso y liberan sustancias químicas en grandes cantidades, lo que causa muchos síntomas físicos. Tu corazón late más rápido, tu respiración aumenta, el azúcar se libera en su sangre para obtener más energía y el flujo sanguíneo aumenta a tus músculos y cerebro para darles más oxígeno y energía. Esto mantiene tu cuerpo y cerebro alerta y listo para la acción. Este estado también se conoce como la respuesta de lucha o escape, que los humanos y otros animales desarrollaron como respuesta primaria a la amenaza y el miedo. Esta respuesta primaria aparece cuando experimentamos estrés.

"A veces la terquedad se siente como fuerza. Sin embargo, subyacer a ella es una vulnerabilidad que a menudo teme lo desconocido o es tu propio miedo al cambio... Permítete ser libre y tu fuerza irá llegando lentamente".

Fatiga Adrenal

Desafortunadamente, en el mundo de hoy, estamos bajo el estrés constante de trabajo, llamadas telefónicas, facturas, fechas límites, tráfico, ruidos fuertes, vibraciones de la computadora, relaciones personales, emociones no resueltas, alto costo de vida, falta de sueño y otras presiones de la vida. Tu cuerpo no distingue esta forma de estrés de la amenaza de un animal que viene a comerte. Se trata de la supervivencia. Nunca tenemos la oportunidad de desconectar. El estrés constante no es natural para que nuestro cuerpo lo experimente, y lleva nuestras glándulas suprarrenales al agotamiento.

Otros problemas también conducen al agotamiento suprarrenal: alimentación inadecuada, falta de ejercicio, uso prolongado del café, alto consumo de azúcar, manejo deficiente del estrés, toxicidad ambiental y toxicidad por metales pesados (especialmente toxicidad del cobre). El agotamiento suprarrenal, la fatiga suprarrenal o el hipoadrenalismo es ahora una de las condiciones de salud más comunes en la sociedad actual y es probablemente la causa principal de la mayoría de los problemas de salud crónicos, como ansiedad, depresión, fatiga crónica, inmunidad, enfermedad cardíaca, insomnio, poco rendimiento e interés sexual, y problemas de tiroides.

Durante el estrés suprarrenal, tu organismo pasa por varias fases. Las primeras dos, llamadas fase de alarma y adaptación, se producen cuando el cortisol, la adrenalina y la noradrenalina se producen en grandes cantidades continuamente para hacer frente al estrés. Cuando experimentas estrés prolongado, las glándulas suprarrenales no se "apagan", y se producen continuamente altos niveles de **cortisol.** La producción elevada de cortisol suprime las hormonas que generan estados de bienestar, como la dopamina, la serotonina y la melatonina. Esto causa ansiedad, palpitaciones, aumenta los estados de miedo, falta de sueño y una sensación general de malestar. También causa desequilibrios de azúcar en la sangre y antojos de carbohidratos (azúcares), sal y estimulantes como el café.

La última fase, conocida como fase de agotamiento, es cuando las glándulas suprarrenales están completamente exhaustas y no pueden regular la producción de hormonas. **El ciclo hormonal cambia de forma inadecuada** durante el día y la noche, aumentando a veces pero disminuyendo significativamente la mayor parte del tiempo. Esto conduce a la depresión, fatiga crónica, dificultad para concentrarse, insomnio, postergación, desmotivación, desequilibrio de azúcar en la sangre y enfermedades crónicas. Durante la fatiga adrenal, tu capacidad para sobrellevar el estrés se reduce significativamente. Esto significa que el mínimo estado de estrés, te hace sentir ansioso, el llanto se produce de forma inmediata, llevándote a otras reacciones emocionales que normalmente no tendrías en situaciones de estrés pequeñas.

Las glándulas suprarrenales **regulan el azúcar en la sangre**, la función inmunológica, las hormonas sexuales, el equilibrio de sal y electrolitos y muchas otras funciones en su cuerpo. Por lo tanto, la fatiga adrenal también está relacionada con problemas tales como disminución de la inmunidad, colesterol alto, presión arterial alta, resfriados frecuentes, desequilibrios hormonales y otras enfermedades crónicas. Debido a los desequilibrios hormonales, no es raro ver a las mujeres con problemas emocionales que también sufren **períodos irregulares, relaciones sexuales dolorosas, síndrome premenstrual, fibromas, quistes ováricos** y otras afecciones relacionadas con las hormonas. Una vez más, la interconexión entre tu bienestar emocional y tu cuerpo físico es evidente.

"Bernardo" fue atacado por un león mientras estaba de safari en Kenia. Unos años más tarde, su negocio comenzó a pasar por algunas dificultades financieras. El impacto inicial del ataque del león había tensionado sus glándulas suprarrenales, y el estrés adicional de su negocio fallido lo empujó aún más al agotamiento suprarrenal. Durante los años siguientes, a pesar de que su negocio se recuperó, Bernardo desarrolló ansiedad, insomnio y depresión leve. A pesar de que sentía que se había recuperado por completo del susto por el ataque del león y que su negocio volvía a funcionar, su ansiedad no desapareció.

Debido a que el cerebro y el sistema suprarrenal de Bernardo todavía estaban atrapados en la conmoción y el estrés de unos años atrás, él estaba viviendo su vida normal con una mente inconscientemente estresada y con sus glándulas suprarrenales agotadas. Usando remedios homeopáticos y psicoterapia, ayudamos a Bernardo a resolver la experiencia traumática y a tratar los recuerdos estresantes de una manera saludable, para que tanto su cuerpo como su mente se calmaran y aceptaran que ahora estaba a salvo. Para reponer sus glándulas suprarrenales tan exhaustas, se le recomendó un multivitamínico (complejo B) y plantas que actúan nutriendo a estas glándulas. En seis meses, Bernardo dormía y descansaba de nuevo, estaba tranquilo, se sentía seguro, tanto como lo había estado antes de que sus problemas comenzaran.

Azúcar, Cafeína y Tus Glándulas Suprarrenales

Comer grandes cantidades de azúcares simples y carbohidratos como rosquillas, galletas saladas, pan blanco, pasteles y dulce, produce oleadas de glucosa en la sangre. Esto obliga a tu cuerpo a producir grandes cantidades de insulina para eliminar la glucosa de la sangre y almacenarla en tus tejidos como grasa o en tu hígado como glucógeno. Cuando los niveles de insulina aumentan, tus glándulas suprarrenales se ven obligadas a producir altas cantidades de hormonas para que tus niveles de insulina vuelvan a la normalidad. Introducir demasiada azúcar en tu sistema aumenta literalmente el nivel de hormonas de estrés en tu cuerpo.

Estas continuas oleadas de hormonas agotan las glándulas suprarrenales y **crean niveles inestables de azúcar en la sangre**, lo que genera menos energía para el cerebro, lo que a su vez causa confusión mental, fatiga, falta de concentración, ansiedad, depresión, irritabilidad y otras alteraciones del estado de ánimo. Consumir proteínas en todas las comidas, como pollo, pescado, nueces, semillas o tofu, que se digieren mucho más lentamente que los carbohidratos simples, garantiza una liberación constante y lenta de nutrientes en el torrente sanguíneo. Esto minimiza los picos de insulina y cortisol y previene la fatiga adrenal. **La nutrición afecta las hormonas y las hormonas afectan las emociones. Realmente, es así de simple.**

Los azúcares y los carbohidratos simples también carecen de nutrientes esenciales y saludables, como la vitamina B5, la vitamina B6, la vitamina C y el zinc, que nutren las glándulas suprarrenales. Por lo tanto, estos alimentos no proporcionan alimento alguno a tus glándulas suprarrenales, sino que simplemente las estimula y los agota. Algo similar sucede con el café, la cafeína es un estimulante que empuja a las glándulas suprarrenales a trabajar más sin aportar nutrientes. Cada vez que usted come y bebe, tiene la oportunidad de ayudar a estabilizar los niveles de azúcar y hormonas en sangre o causar estragos en ellos.

La cafeína también interfiere en el funcionamiento del hígado y causa inflamación en tu sistema digestivo. Esto conduce a enfermedades crónicas y problemas emocionales, como veremos en capítulos posteriores. Tomar café descafeinado no ayuda porque la mayoría del café descafeinado se elabora con procesos químicos no saludables. A menudo descubro que después de eliminar el café y reemplazar los carbohidratos simples con más proteínas y vegetales verdes, ¡muchos de mis pacientes con ansiedad y depresión ven una notable mejoría *en menos de tres semanas!*

Melatonina, Sueño y Tus Glándulas Suprarrenales

La melatonina es una hormona esencial para conciliar el sueño, ya que ayuda a tu cuerpo a calmarse. Los niveles de melatonina se elevan naturalmente por la noche, y tu cuerpo necesita oscuridad para aumentar su producción. El exceso de cortisol reduce los niveles de melatonina, por lo que **el cortisol debe disminuir durante la noche** para permitir que aumenten los niveles de melatonina. Con el estrés suprarrenal, los niveles de cortisol a menudo permanecen altos durante la noche, impidiendo un aumento suficiente en los niveles de melatonina e interfiriendo con el sueño. Los patrones deficientes de sueño exacerban la ansiedad y la depresión porque tu cuerpo nunca obtiene el descanso que necesita para recuperarse del estrés. A medida que estos patrones de sueño aumentan, también lo hace la fatiga adrenal, que empeora los patrones de sueño, la depresión y la ansiedad—un círculo vicioso.

Para asegurar un sueño adecuado, es importante consumir una buena cantidad de proteínas en la cena. Los carbohidratos simples se convierten rápidamente en glucosa y mantienen el cerebro muy activo hasta altas horas de la noche. Después de un tiempo, los niveles de glucosa en sangre disminuyen rápidamente y el cerebro experimenta hambre durante la noche, lo que provoca que se despierte para buscar alimento. Comer proteína evita esto porque se descompone más lentamente y proporciona una liberación lenta y constante de nutrientes durante el sueño. Piense en su última comida del día como "alimentar" una buena noche de sueño. Más proteínas y menos carbohidratos simples pueden marcar la diferencia entre un cerebro tranquilo y adormecido y un cerebro despierto y hambriento. Debido a **que la oscuridad es importante para la producción de melatonina,** cuando vayas a la cama, asegúrate de que tu habitación esté completamente oscura de lo contrario tus niveles de melatonina serán muy bajos para conciliar un sueño profundo.

"Judith" era una paciente con ansiedad que tenía problemas para dormir. No pude entender por qué hasta que le pregunté: "¿Es tu habitación lo suficientemente oscura?" Descubrimos que en realidad había una farola fuera de su habitación, y que las cortinas no eran lo suficientemente gruesas para evitar que la luz penetrara en su habitación. Después de corregir esto usando cortinas más gruesas, su sueño mejoró, y su ansiedad disminuyó en dos semanas. La melatonina también se usa para prevenir y tratar algunos tipos de cáncer, por lo que tener cantidades adecuadas es realmente beneficioso para su salud en general.

Un Círculo Vicioso en Tus Nutrientes

Los nutrientes como la vitamina B5, la vitamina B6, la vitamina C y el zinc son esenciales para la salud de las glándulas suprarrenales. Estos nutrientes también son esenciales para la producción de neurotransmisores y hormonas en tu cuerpo y para el correcto funcionamiento de todos tus órganos. Tus glándulas suprarrenales consumen una gran cantidad de estos nutrientes durante el estrés crónico, lo que provoca una disminución en la producción de neurotransmisores y una disminución en la capacidad de tus órganos para funcionar correctamente, lo que afecta tu salud emocional y física. Sin una nutrición adecuada, tus glándulas suprarrenales ya no son capaces de lidiar con el estrés. Incluso experiencias normales o pequeños episodios de estrés pasarán a ser abrumadores, y es probable que experimentes ansiedad con más frecuencia.

"El que tiene salud tiene esperanza, y el que tiene esperanza tiene todo".
— Proverbio Árabe

Tratando Tus Glándulas Suprarrenales

Cada vez que sospecho que alguien ha agotado sus glándulas suprarrenales, siempre comienzo ayudándolos a resolver cualquier experiencia emocional traumática o estresante, ya sea a través de la psicoterapia o de medicamentos energéticos como la homeopatía. Las emociones no resueltas, o **patrones emocionales de resistencia (EHPs)**, continuamente estresan las glándulas suprarrenales a un nivel inconsciente y degradan el bienestar emocional, incluso si usted toma plantas y suplementos que nutren estas glándulas. La resolución de experiencias traumáticas o estresantes permite que tus glándulas suprarrenales finalmente logren un descanso de tu mente que se encuentra inconscientemente estresada.

Po favor, consulte el capítulo titulado "Los efectos de las experiencias emocionales" para comprender cómo las emociones no resueltas afectan tus glándulas suprarrenales. También describí cómo **liberar algunas experiencias emocionales sin resolver** usando ejercicios mentales y remedios energéticos en los capítulos "Ejercicios mentales para crear bienestar y sanar el pasado" y "Homeopatía, acupuntura, asesoramiento, psicoterapia, plantas y nutrición".

Sigue estos hábitos saludables para preservar tus glándulas suprarrenales y evitar un mayor agotamiento:

- Evite los hábitos y estilos de vida que generen estrés, el café, las dietas con alto contenido de azúcar, drogas, el consumo excesivo de alcohol, salidas nocturnas y los trabajos estresantes, que agotan tus glándulas suprarrenales.

- Reduzca la inflamación y los alimentos inflamatorios (consulte el capítulo sobre "Tu sistema digestivo") porque la inflamación en tu cuerpo hace que sus glándulas suprarrenales produzcan más cortisol para controlar la inflamación.

- Utilice regularmente suplementos de aceite de pescado, ya que los ácidos grasos omega-3 presentes en el aceite de pescado reducen la inflamación y también **mejora la función**

cerebral. Recuerda, tu cerebro está compuesto principalmente de grasa, y necesita las de tipo omega-3 para reparar y mejorar su función.

- Acuéstese antes o alrededor de las 10 en pm, lo que significa ¡todas las luces se apagadas!

- Mantenga una rutina regular. Las glándulas suprarrenales liberan hormonas específicas a horas específicas del día, siguiendo un ciclo regular de veinticuatro horas. Son muy sensibles a las horas de las comidas, descanso, cuándo haces ejercicio y cuándo duermes. Mantener tus actividades como el trabajo, ejercicio y horas de comida a un ritmo regular, asegura que este ciclo se mantenga equilibrado. Los horarios y actividades esporádicas de las comidas obligan a las glándulas suprarrenales a trabajar fuera de su ritmo natural agotándolas.

- Elija regularmente comidas con grandes cantidades de proteínas y vegetales verdes en comparación con cantidades más pequeñas de carbohidratos y azúcares refinados.

- Haga ejercicios, medite, practique yoga y ejercicios de respiración a diario. **Practicar ejercicio regularmente** es una de las soluciones más importantes para la depresión porque altera la bioquímica cerebral de manera más permanente que cualquier droga que exista. Si está demasiado deprimido para hacer ejercicio, simplemente realiza estiramientos para cada parte de tu cuerpo siempre que puedas y sal a caminar a paso ligero, andar en bicicleta, hacer sentadillas o correr en el lugar si no puedes salir de la casa. Solo muévete, aunque solo sea por cinco minutos. Avanza hasta diez minutos cuando te sientas listo, pero solo ponte en movimiento.

- Usa tratamientos como acupuntura, acupresión, reflexología, técnica de Bowen (una terapia corporal profunda desarrollada en Australia) o masajes, que ayudan a aliviar el estrés y mejorar la salud.

- Mientras trabajas para resolver emociones y seguir hábitos saludables, también debes nutrir tus glándulas suprarrenales para que tengan una salud óptima usando suplementos nutricionales y plantas. A continuación enumero algunos nutrientes y plantas que nutren tus glándulas suprarrenales. También analizo otras plantas, alimentos y suplementos nutricionales para el bienestar emocional en los capítulos "Plantas Medicinales" y "Alimentos y suplementos nutricionales". Si deseas saber en qué alimentos se encuentran los siguientes nutrientes, consulta la sección sobre "Suplementos nutricionales" que se encuentra más adelante en este libro.

Alimentos y Suplementos que Sanan Tus Glándulas Suprarrenales

Durante el estrés, la cantidad de nutrientes que normalmente se encuentran en los alimentos no es suficiente para satisfacer las demandas de las glándulas suprarrenales y restaurar tu salud. El uso de suplementos nutricionales, que contienen altas cantidades de nutrientes, además de consumir alimentos saludables, a menudo es necesario para lidiar con el estrés y garantizar una recuperación más completa.

Los alimentos como aguacates, patatas, plátanos, pollo, melocotón, melón, salmón, atún, habas y albaricoque deshidratado, nutren las glándulas suprarrenales.

Las Vitaminas B1, B2, B5, B6 y B12 nutren las glándulas suprarrenales y deben usarse juntas. La vitamina B5, a menudo llamada la vitamina anti-estrés, es una de las mejores vitaminas del grupo B para la salud suprarrenal. El estrés, el alcohol, el consumo excesivo de azúcar y la cafeína **agotan** las vitaminas del grupo B, esenciales para tu organismo. He enumerado los alimentos que contienen diferentes vitaminas en la sección sobre "Suplementos nutricionales".

La Vitamina C es crucial para nutrir las glándulas suprarrenales, mejorar su función inmunológica y reducir el daño causado por toxinas en tu cuerpo. Dependiendo de la gravedad de tu condición, la vitamina C se puede dosificar a más de 1000 mg dos o tres veces al día. Tomar demasiada vitamina C puede causar heces blandas, por lo que debe consultar con su médico la cantidad que debe tomar. Los alimentos que tienen altas cantidades de vitamina C incluyen: naranjas, amla (grosella de la India), pomelo, kiwi, lima y bayas.

Grasas como la mantequilla y la grasa de los aguacates, pescado y pollo nutren las glándulas suprarrenales. Los aceites saludables como el aceite de coco y los aceites omega-3 y omega-6, procedentes de pescado, nueces y semillas; calman y reconstituyen tu sistema nervioso, reducen la confusión mental y mejoran la claridad mental.

La Melatonina, el 5-HTP, el Triptófano y la Teanina, son suplementos comúnmente utilizados para promover el sueño. La melatonina es más efectiva cuando alguien tiene problemas para **quedarse dormido**, mientras que 5-HTP y triptófano son más efectivos cuando una persona **se despierta** en la mitad de la noche y ha interrumpido el sueño. La teanina, a la hora de dormir, es menos efectiva que los otros suplementos, se encuentra en el té verde y tiene un efecto calmante en el cuerpo y puede ayudar cuando sientes que el sueño no es lo suficientemente profundo.

La Fosfatidilserina es una molécula de grasa que **reduce los niveles de cortisol** en tu cuerpo, dando un descanso a las glándulas suprarrenales. La fosfatidilserina puede ayudar a reducir los síntomas de ansiedad e insomnio debido al exceso de cortisol mientras usas otros suplementos para restaurar la salud de las glándulas suprarrenales.

El Zinc es uno de los nutrientes más esenciales para las glándulas suprarrenales y se encuentra en su mayor concentración en el propio tejido de las mismas. El zinc fortalece tu sistema inmunológico, reduce la fatiga y tiene un efecto calmante en el organismo. El zinc también ayuda a **absorber las vitaminas del grupo B** y ayuda a producir algunas hormonas en las glándulas suprarrenales. Los niveles bajos de zinc se han relacionado con la depresión.

Plantas para Sanar Tus Glándulas Suprarrenales

Algunas de las plantas descritas en este libro pueden ser extremadamente peligrosas si se usan de forma inadecuada, si se usan durante mucho tiempo, si se combinan con otros medicamentos y otras plantas, o si se usan durante el embarazo o la lactancia. Por favor consulte a un profesional de la salud cualificado antes de probar cualquiera de estas plantas.

Las plantas medicinales se pueden usar en una amplia variedad de formas cuando se tratan los trastornos del estado de ánimo y según el órgano que se desea tratar. Hay plantas que alivian temporalmente la ansiedad o elevan tu estado de ánimo, y otras que nutren tus glándulas suprarrenales, detoxifican tu hígado o sanan tu sistema digestivo. Recomiendo principalmente el uso de plantas que nutran las glándulas suprarrenales, limpien el hígado y sanen el sistema digestivo porque este enfoque a menudo le proporcionará beneficios a largo plazo.

Las plantas nutritivas para las glándulas suprarrenales se consideran **adaptógenos**. Algunos adaptógenos rejuvenecen las glándulas suprarrenales más que otros, y los he enumerado a continuación en orden de lo que considero predomina en relación a otros. Este orden no es preciso, ya que cada planta tiene cualidades únicas que lo hacen más adecuado para una condición específica.

Ginseng coreano (Panax ginseng) es un adaptógeno que fortalece y revitaliza tu cuerpo y mejora a largo plazo tu resistencia al estrés. Algunos ginsengs estimulan las glándulas suprarrenales; sin embargo, el ginseng coreano es menos estimulante y es apto para la ansiedad. El uso prolongado de ginseng sobre estimula tu cuerpo y el mal uso puede empeorar procesos de ansiedad.

Rhodiola (Rhodiola rosea) nutre las glándulas suprarrenales y restablece el equilibrio entre las glándulas suprarrenales, el **hipotálamo y la**

glándula pituitaria. La Rhodiola es una planta de acción profunda y proporciona un fortalecimiento suave pero con efectos a largo plazo para tus glándulas suprarrenales. Es una planta extraordinaria que te saca de estados depresivos y alivia la ansiedad que se deriva del estrés y el agotamiento, y también aumenta tu resistencia en momentos de estrés. La Rhodiola es una de las mejores plantas para ayudar a restablecer el equilibrio de los neurotransmisores.

Regaliz (Glycyrrhiza glabra) es tanto nutritivo como estimulante, ayuda a tu cuerpo durante el estrés y a desarrollar funciones inmunológicas. Se sabe que el regaliz aumenta la presión arterial y no debe usarlo cualquier persona con presión arterial alta.

Raíz de Ashwagandha (Withania somnifera) fortalece tu cuerpo y ayuda a las glándulas suprarrenales a sobrellevar y recuperarse del estrés. La Ashwagandha es una planta muy nutritiva, y no es demasiado estimulante.

Raíz de Astragalus (Astragalus membranaceus) es un tónico que ayuda a tu cuerpo a resistir los efectos del estrés y fortalece tu **sistema inmunológico**. Ayuda a nutrir y restaurar las glándulas suprarrenales sin ser demasiado estimulante.

Baya de Schizandra (Schizandra chinensis) es una planta calmante y adaptogénica. Popular en la medicina tradicional china, ayuda en la depresión, irritabilidad, insomnio y palpitaciones. Debido a que es un **sedante** y un **tónico** al mismo tiempo, la baya de Schizandra aporta a las glándulas suprarrenales la oportunidad de recuperarse al controlar en tu organismo la respuesta al estrés y nutre tus glándulas suprarrenales para que recuperen su salud sin sobre estimularlas.

Bacopa (Brahmi, Bacopa monniera) es una planta utilizada en la medicina ayurvédica con resultados fantásticos. Es un adaptógeno suave y **no estimulante**, lo que la hace excelente para la ansiedad y para reducir los efectos del estrés. Ayuda a mejorar la memoria y las habilidades de aprendizaje, es excelente para las personas ansiosas y deprimidas que son olvidadizas o tienen dificultades para pensar con claridad.

Borraja (Borago officinalis) es una planta muy **reconfortante** y nutritiva para las glándulas suprarrenales, que ayuda con la depresión y la ansiedad. La belleza de la Borraja es que también reduce los efectos del estrés en nuestras glándulas suprarrenales. La Borraja **no debe ser usada durante el embarazo**, así que tenga cuidado con esto.

Albahaca Santa (Tulsi, Ocimum sanctum) tiene un efecto muy calmante y mejora tu estado de ánimo al mismo tiempo. La albahaca ayuda a despejar tu mente y es excelente cuando atraviesas episodios de depresión mezclada con ansiedad. Las hojas de la albahaca santa ofrecen un té delicioso y relajante.

Amla (Grosella de la India, Emblica officinalis) contiene altas cantidades de **vitamina C**, incluso más que las naranjas. La vitamina C es extremadamente importante para la salud de las glándulas suprarrenales.

Avena (Avena sativa) es un tónico muy nutritivo para tu sistema nervioso y te ayudará a recuperarte del agotamiento. La avena es especialmente relajante si experimentas nerviosismo debido al agotamiento.

Test de las Glándulas Suprarrenales

Hay varias pruebas de laboratorio que evalúan la salud de tus glándulas suprarrenales. Ten en cuenta que, aunque algunas pruebas pueden mostrar que tus glándulas suprarrenales son saludables, es posible que debas complementar con nutrientes o plantas que apoyen a tu organismo para estabilizar un funcionamiento saludable.

Niveles de cortisol pueden medirse a través de la saliva, la sangre o la orina. Debido a que el ciclo del cortisol cambia a lo largo del día, es ideal recolectar muestras en cuatro momentos diferentes del día para tener una idea más precisa de cómo están funcionando las glándulas suprarrenales. Recolectar una muestra única de cortisol no proporcionará una información precisa de la función suprarrenal. Lo ideal es que las muestras se recojan por la mañana, al mediodía, por la tarde y por la noche. La medición de cortisol salival es una prueba popular porque es fácil de recolectar y proporciona una indicación precisa de los niveles de cortisol en un momento específico.

La Prueba DUTCH

Utiliza muestras de orina seca para analizar niveles hormonales, es una de las mejores pruebas que he visto para evaluar la salud de tus glándulas suprarrenales, niveles de cortisol y hormonas sexuales. También analiza otros procesos para verificar si tienes deficiencias de nutrientes o problemas en procesos biológicos en tu cuerpo.

La prueba es muy fácil de usar e implica orinar pequeñas cantidades en una tira de papel, dejar que la orina se seque y enviar las tiras al laboratorio. La empresa envía el kit por correo a su hogar, incluso a nivel internacional.

Debido a que recolectas muchas muestras de orina en diferentes momentos del día, obtienes un análisis muy preciso de cómo funciona tu cuerpo. Esto es mejor que una prueba de sangre que solo analiza tus hormonas en un punto en el tiempo.

Uso esta prueba a menudo con mis pacientes y realmente me gusta el análisis tan específico que recibo del laboratorio. Puedes solicitar el examen en health.drameet.com/p/dutchtest y solicitar una evaluación.

Para consultas personalizadas y videos de salud visita
health.drameet.com/esp

Tu Sistema Digestivo y Tu Bienestar Emocional

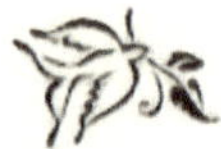

Nunca he tratado a nadie en ninguna condición de salud sin abordar su sistema digestivo y observar su dieta. Tu sistema digestivo es el asiento de tu salud, y mantenerlo saludable previene muchas enfermedades crónicas. Tu intestino tiene un revestimiento que actúa como una barrera semipermeable, controlando lo que se absorbe en tu organismo a través de los alimentos que consumes. Numerosos y pequeños vasos sanguíneos rodean tu intestino y absorben los nutrientes que pasan a través de esta barrera semipermeable, luego transportan estos nutrientes a todo su cuerpo a través del torrente sanguíneo.

Como verás a continuación, una alimentación deficiente, el uso de antibióticos, determinados hábitos y estilos de vida destruyen el revestimiento interno de tu intestino, exponiendo todo tu torrente sanguíneo a partículas y toxinas de alimentos mal digeridos. Estas toxinas absorbidas y partículas de alimentos no digeridos, provocan reacciones químicas y procesos inflamatorios poco saludables en todo tu cuerpo, lo que compromete la salud de todos los órganos y altera todo el equilibrio de hormonas y sustancias químicas cerebrales.

Probióticos y el Síndrome del Intestino Permeable

En tu intestino existen bacterias naturales que se conocen como probióticos que mantienen al mínimo a las bacterias dañinas y a las levaduras nocivas (también conocidas como Cándida) en tu sistema digestivo. Los probióticos también producen productos químicos que protegen el revestimiento celular de tu intestino. El uso de antibióticos, el estrés, una dieta inadecuada, un estilo de vida deficiente y otros factores destruyen a los probióticos, lo que permite que aumenten las levaduras y las bacterias dañinas. Las bacterias dañinas y las levaduras liberan toxinas en tu intestino, lo que provoca que tus células intestinales se inflamen y mueran, dejando **brechas en tu barrera intestinal**, una condición comúnmente conocida como *síndrome del intestino permeable.*

El síndrome del intestino permeable permite que las toxinas y las partículas de alimentos no digeridos entren en el torrente sanguíneo en lugar de ser filtradas por el revestimiento intestinal. Estas sustancias crean una enorme respuesta inmune porque tu cuerpo las reconoce como extrañas y dañinas para el organismo. Esta respuesta inmune desencadena una **inflamación excesiva** en tu cuerpo, lo que produce más toxinas y aumenta los niveles de cortisol. También altera la química natural de la sangre y de algunos tejidos, causando enfermedades crónicas, un desequilibrio de hormonas y neurotransmisores, que, como ya sabemos, conduce a problemas emocionales.

La toxicidad añadida del síndrome del intestino permeable, también afecta la salud de órganos como el hígado, el páncreas, las glándulas suprarrenales y la glándula tiroides, todo lo cual es crucial para la estabilidad emocional. Si tu **hígado** se carga de toxinas, tu capacidad para limpiar la sangre disminuye, causando aún más inflamación, acumulando mayor cantidad de toxinas en tu cuerpo y aumentando el desequilibrio de cortisol, hormonas y neurotransmisores.

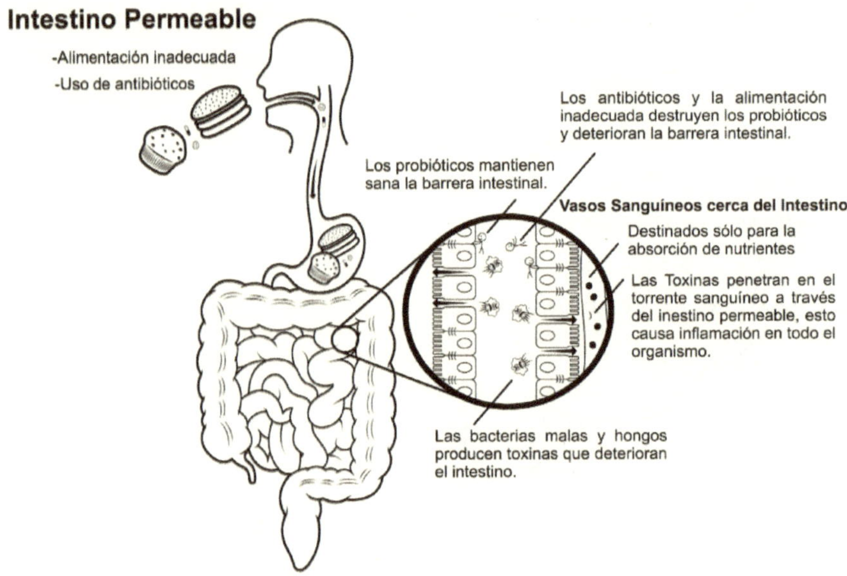

Las células de tu intestino, páncreas e hígado también son responsables de producir jugos digestivos y enzimas para digerir y absorber completamente los alimentos. Si se convierten en sustancias no saludables, se reduce la digestión y, por lo tanto, la **absorción de nutrientes importantes** en tu cuerpo. Cuando los nutrientes no se absorben adecuadamente, esto afecta la capacidad de tu cuerpo para producir neurotransmisores cerebrales, impidiendo un funcionamiento óptimo, lo que provoca una disminución en tu salud mental y física.

Debido a que incrementa la inflamación crónica y excesiva en tu cuerpo, el síndrome del intestino permeable también causa daño y formación de **placas** en los vasos sanguíneos, incluidos los del corazón, los riñones y los órganos genitales, lo que aumenta el riesgo de enfermedad cardíaca, enfermedad renal, erección y actividad sexual reducida. La inflamación crónica es también una de las causas principales de problemas de la piel como eczema y psoriasis, aumento de la sensibilidad a los alimentos, asma, síndrome premenstrual, endometriosis, sinusitis crónica, artritis y otras enfermedades crónicas.

Tratando Tu Intestino

Entonces, ¿cómo reparamos tu intestino y reducimos la inflamación? Es bastante simple, y te mostraré cómo:

1. Reponer probióticos en tu intestino

Los probióticos de alta potencia se encuentran en tiendas de productos naturales (bajo diferentes cepas, como lactobacillus acidophilus, lactobacillus rhamnosus, saccharomyces boulardii, etc.). Ciertos alimentos como el yogurt, la col fermentada y algunas verduras crudas también contienen **probióticos** pero no a niveles terapéuticos. Reponer los probióticos en cantidades adecuadas puede llevar hasta tres meses, así que sea paciente consigo mismo. El esfuerzo vale la pena porque estás construyendo una base sólida para tu salud con beneficios a largo plazo.

2. Aumenta las enzimas digestivas y los niveles de ácido estomacal

El ácido estomacal (ácido clorhídrico o **HCL**) y las **enzimas digestivas** descomponen los alimentos de manera adecuada para que el intestino absorba mejor los nutrientes. El ácido del estómago también ayuda a matar las bacterias dañinas que puedan estar presentes en las comidas. El estrés, los hábitos alimenticios inadecuados y el daño digestivo a veces hacen que los niveles de ácido estomacal y las enzimas digestivas sean más bajos de lo normal, aunque la mayoría de las personas estresadas tienden a tener niveles más altos de ácido estomacal. Los niveles bajos de ácido estomacal también pueden deberse a una función tiroidea débil.

El ácido estomacal bajo, así como bajos niveles de enzimas digestivas, permite que los alimentos mal digeridos y las bacterias dañinas lleguen a intestino inferior, causando mayor daño e inflamación, empeorando el síndrome del intestino permeable. El aumento del ácido estomacal y de enzimas digestivas se puede lograr usando cápsulas de HCL y suplementos de enzimas digestivas disponibles en tiendas de productos naturales o herbolarios. Úselos con precaución y bajo supervisión de un profesional de la salud, porque el ácido estomacal excesivo puede afectar el funcionamiento del intestino.

3. Mejore la función hepática

Tu hígado produce bilis, que ayuda a digerir las grasas y otros alimentos. Una insuficiencia hepática conduce a una mala digestión y una absorción deficiente de nutrientes. Discuto cómo sanar el hígado más extensivamente en la sección "Tu hígado y Tu Bienestar Emocional".

4. Reduzca y corrija el daño causado a su intestino

Eliminar los alimentos inflamatorios de Tu dieta y comer alimentos saludables reduce el daño a los probióticos y al intestino. Los alimentos inflamatorios incluyen café, azúcar, harinas refinadas (pan blanco, pasteles, etc.), carne de res y alcohol.

Algunas personas son sensibles a los alimentos llamados solanáceas, que incluyen berenjenas, tomates y calabacines, entre otros. Usted puede hacerse la prueba de alergias e intolerancias a los alimentos con un profesional de la salud. Hay ciertos alimentos hipoalergénicos que no causan mayor inflamación y que son seguros como parte de una dieta antiinflamatoria. Vea la lista al final de esta sección.

Los aceites Omega-3 que se encuentran en alimentos tales como pescado, nueces y semillas también reducen la inflamación en tu cuerpo, a menos que seas alérgico a estos alimentos. Ciertas especias como el **comino** y la **cúrcuma**, que se usan en la cocina hindú, también reducen la inflamación y puedes incluirlas en tu cocina. Plantas como el regaliz y el olmo resbaladizo son calmantes y ayudan a reducir la inflamación intestinal. Además de los probióticos y alimentos saludables, siempre uso un suplemento nutricional llamado L-glutamina. La **L-glutamina** es un aminoácido que proporciona una rica fuente de energía a las células intestinales y ayuda a **sanar la pared intestinal**. La L-glutamina brinda al intestino una regeneración aún más profunda que sólo el uso de probióticos. La L-glutamina también ayuda a generar sustancias químicas cerebrales, como el GABA, que reducen la ansiedad. Otros nutrientes que ayudan a reparar tu intestino incluyen **vitamina A, vitamina B5, folato, selenio y zinc. La vitamina D y el calcio**, ya que mantienen una función intestinal equilibrada y sana para tus diferentes bacterias intestinales, así que usa estos suplementos mientras usas probióticos.

Explicamos más sobre estos nutrientes y sus beneficios para la salud en el capítulo sobre "Alimentos y Suplementos Nutricionales".

Si tomas antibióticos frecuentemente, te puede ser útil hablar con tu médico acerca de cómo reducir la cantidad de antibióticos, debido a que estos destruyen los probióticos y debilitan la función inmunológica. Parte de la razón por la cual los niños desarrollan infecciones crónicas es porque reciben antibióticos muy a menudo y a una edad temprana. Se convierte en un círculo vicioso porque, a mayor consumo de antibióticos, más débil será su inmunidad y se contagian fácilmente de cualquier virus o enfermedad. Por lo tanto, puedes ver a muchos niños con infecciones crónicas o que necesitan extirpación de sus amígdalas.

Si has usado antibióticos a lo largo de tu vida, es recomendable usar probióticos y otros suplementos, así como evitar los alimentos inflamatorios durante varios meses. La buena noticia es que una vez que repares tu intestino y retires alimentos inflamatorios, tendrás menos infecciones porque tu inmunidad mejorará. Recomiendo que visites a un naturópata para un enfoque completo de la salud del intestino, aumentar tu inmunidad y abordar la causa raíz de tus problemas de salud.

5. Elimine bacterias dañinas y levaduras

A medida que recuperes tu salud intestinal, es hora de eliminar bacterias y levaduras dañinas. Eliminar las bacterias dañinas y las levaduras puede liberar una gran cantidad de toxinas en el intestino debido a las reacciones de muerte de las mismas. Debido a esto, prefiero mejorar la salud intestinal utilizando los métodos anteriores durante un par de meses antes de destruir las bacterias y las levaduras para evitar que entren toxinas en el torrente sanguíneo.

El aceite de orégano y el extracto de semilla de pomelo son poderosas plantas que actúan como antifúngicos. Estas dos plantas son muy fuertes y pueden ser dañinas en grandes cantidades, así que úselas con precaución. Las plantas como el ajo, la albahaca, el aceite de oliva y el aceite de coco también tienen propiedades antifúngicas y se pueden agregar a tus alimentos con regularidad.

Resumen de Alimentos y Nutrientes para la Salud Intestinal

- Probióticos para reponer las bacterias buenas en tu intestino

- Vitamina D y calcio para mantener el ambiente intestinal saludabley favorecer a los probióticos

- L-glutamina, vitamina A, vitamina B5, folato, selenio y zinc para ayudar a sanar la pared intestinal y reducir el síndrome del intestino permeable

- HCL (suplementos de ácido estomacal), enzimas digestivas, plantas para drenar y proteger el hígado para aumentar la digestión y la absorción de los alimentos y para evitar que las bacterias dañinas lleguen al intestino grueso

- Cúrcuma (especias), nueces, semillas y aceites de pescado para reducir la inflamación

- Regaliz (evite la presión arterial alta) y olmo resbaladizo para aliviar y reducir la inflamación interna a nivel intestinal

- Evite los alimentos inflamatorios como el café, el azúcar, los granos refinados (pan blanco, pasteles, etc.), la carne de res, el alcohol y ciertos vegetales como la berenjena, el tomate y el calabacín (vegetales de solanáceos)

- Aceite de orégano o extracto de semilla de pomelo (ambos en cantidades muy pequeñas), ajo, albahaca, aceite de oliva y aceite de coco para ayudar a eliminar cualquier levadura o bacteria dañina

Dieta Hipoalergénica

La siguiente lista de alimentos fue compilada en el Colegio Canadiense de Medicina Naturopática (CCNM) y enumera los alimentos para consumir y los alimentos que se deben evitar para minimizar la inflamación en tu cuerpo. Se basa en el trabajo de muchos profesionales de la salud, incluidos doctores en naturopatía, médicos y nutricionistas, y ha tenido enormes beneficios de salud para las personas en todo tipo de enfermedades. Si alguna vez visitas Toronto, te sugiero que visites la Clínica de Naturopatía Robert Schad de CCNM, donde equipos de médicos trabajan juntos para que optimizar tu bienestar.

La dieta hipoalergénica se divide en dos etapas. Primero, elimina todos los alimentos alergénicos durante tres semanas. Si tus síntomas desaparecen, después de tres semanas reintroduzca un alimento restringido en dos comidas todos los días durante tres días antes de reintroducir otro alimento restringido. Al hacer esto, notarás si tu cuerpo reacciona a un alimento en particular.

Los signos de inflamación incluyen fatiga, ansiedad, depresión, erupciones en la piel, dolor en las articulaciones, secreción nasal o congestión nasal, reaparición de viejos síntomas que desaparecieron cuando dejó de comer ciertos alimentos. Si tiene algún síntoma, debe evitar el alimento desencadenante o usarlo con moderación

Verduras, Frutas, Legumbres, Frutos secos y Semillas que generalmente son Hipoalergénicas

- Todas las verduras frescas (intente incorporar todas las verduras como espárragos, coles de Bruselas, apio, coliflor, repollo, cebollas, ajo, zanahorias, remolachas, puerros, judías verdes, brócoli, hojas verdes, col rizada, hojas de mostaza, hojas de nabo, col china , berro, etc.)

- Batatas, ñames, calabaza, calabaza (muy calmante para el tracto gastrointestinal)

- Brotes: brotes de girasol, guisantes y brotes de soja (especialmente alfalfa y trébol rojo, ya que ayudan con la desintoxicación)

- Todas las frutas frescas / congeladas (ver excepciones a continuación)

- Todas las bayas, frescas o congeladas (excepto fresas)

- Todas las mermeladas y las salsas de frutas permitidas (sin azúcares ni conservantes añadidos)

- Arroz integral, arroz blanco, mijo, trigo sarraceno, quínoa, tapioca, teff, amaranto

- Todas las legumbres: frijoles y lentejas (todos los frijoles, frescos / congelados / secos) y guisantes

- Almendras crudas, nueces, semillas de sésamo, semillas de calabaza, semillas de girasol

Verduras, frutas, legumbres, frutos secos y semillas que pueden ser alergénicas

- Tomates, maíz, champiñones, pimientos verdes, pimientos rojos, pimientos, patatas

- Si la alergia a la ambrosía está presente, elimine las alcachofas, la lechuga iceberg, las semillas de girasol, el diente de león, la manzanilla y la achicoria.

- Cítricos (naranjas, pomelos y cualquier bebida que contenga ácido cítrico)

- Melones (a menudo contienen y promueven el crecimiento de moho)

- Fresas, melocotones, albaricoques, manzanas, plátanos (a menudo tienen productos químicos de maduración)

- Frutos secos (no incluye dátiles, pasas orgánicas sin sulfito, higos libres de sulfito o arándanos secos sin azúcar y sin sulfito)

- Productos de cereales que contienen gluten (trigo, espelta, centeno, avena, cebada), pasta, cereales y pastelería

- Soja y productos de soja (tofu, leche de soya, salsa de soja, miso, tempeh).

- Cacahuetes, pistachos, anacardos, nueces del Brasil, avellanas y nueces y semillas saladas / con sabor

Carnes, Aceites, y Condimentos que Generalmente son Hipoalergénicos

- Pollo y pechuga de pavo (mejor si es orgánico)

- Cordero (mejor si es orgánico o salvaje)

- Pescado silvestre de cualquier tipo (excepto tiburón, pez espada, caballa rey y blanquillo)

- Aceite de oliva virgen, frío o con cocción a fuego lento

- Aceite de coco para cocinar a fuego alto

- Aceite de girasol prensado en frío, aceite de sésamo y aceite de lino para aderezo y recetas crudas

- Sal marina

- Todas las hierbas (por ejemplo, perejil, cilantro, berros, eneldo, albahaca, tomillo, orégano, ajo, jengibre)

- La mayoría de las especias (por ejemplo, cúrcuma, hinojo, canela, pimienta negra)

- Mantequilla de frutos secos / semillas (por ejemplo, almendras, sésamo (tahini), girasol), salsas de frijoles (por ejemplo, hummus)

- Salsas: pesto, mostaza sin aditivos

- Vinagre de Sidra de manzana / vinagre de arroz integral

- Edulcorantes: stevia (verde / marrón, sin procesar) y miel no pasteurizada con moderación.

Carnes, Aceites y Condimentos Que pueden Ser Alergénicos

1. Carnes rojas (carne de res, cerdo, tocino), carnes procesadas (salchichas, embutidos, salchichas, embutidos, carnes enlatadas, carnes ahumadas); todos estos contienen harina, aditivos, colorantes y conservantes

2. Pescado orgánico de granja

3. Productos lácteos (leche, crema, crema agria, queso, mantequilla, yogur), huevos

4. Marisco: mariscos, camarones, langosta, vieiras, cangrejo

5. Aceites refinados, margarina, manteca vegetal

6. Sal común de mesa (la sal de mesa no es necesariamente un alérgeno alimentario, simplemente no tiene los minerales y beneficios añadidos de la sal marina)

7. Evite los pimientos de la familia de las solanáceas (pimienta de cayena, pimiento rojo, pimentón, jalapeño, mezcla de curry)

8. Todos los edulcorantes (jarabe de maíz, jarabe de arroz integral, jarabe de arce, melaza, azúcar moreno / blanco, glucosa, maltosa, maltodextrosa, etc.); esto incluye postres y todos los alimentos procesados con alto contenido de azúcares.

9. MSG

10. Todos los aditivos alimentarios, conservantes y colorantes

Bebidas Que Generalmente Son Hipoalergénicas

1. Agua filtrada, por lo menos de seis a ocho vasos al día

2. 100 por ciento de fruta fresca y jugos de vegetales frescos

3. (Té de hierbas: té rooibos, menta, té de hojas de ortiga, manzanilla, raíz de regaliz, flor de la pasión, diente de león, cardo mariano y cualquier otro té de hierbas)

4. Té verde

5. Leche de arroz (sin endulzar)

6. Leches de frutos secos (sin endulzar)

Bebidas que Pueden Ser Alergénicas

1. Bebidas con cafeína (café, té negro, soda); el té verde es una excepción

2. Alcohol

3. Productos lácteos (leche y otros productos lácteos)

4. Leche de soja

5. Todas las bebidas de frutas con alto contenido de azúcar refinada y azúcar agregada

Después de seguir esta dieta durante aproximadamente tres semanas, notarás una mejoría en tu estado de ánimo, tu nivel de energía y diminución de síntomas físicos. Mi colega, Saied Mushtagh, ND, ha creado deliciosas recetas hipoalergénicas en su libro The Hypoallergenic Diet Book, disponible en su sitio web http://www.hypoallergenicdiet.com.

Para consultas personalizadas y videos de salud visita
health.drameet.com/esp

Tu Hígado y Tu Bienestar Emocional

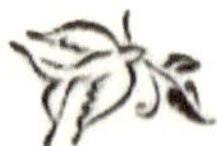

"Los síntomas, en realidad, no son más que un grito de los órganos que sufren".
-Jean-Martin Charcot

Muy bien, ahora que hemos estabilizado tus glándulas suprarrenales y hemos reducido al mínimo la inflamación a través de la dieta y la reparación de tu intestino, es hora de desintoxicar y estabilizar uno de los órganos más importantes de tu cuerpo, el hígado. En la medicina tradicional china, se considera que su hígado es su órgano principal. Está involucrado en casi todos los procesos de su cuerpo, incluida la digestión de alimentos, la activación enzimática, la producción de hormonas, la producción de proteínas, la activación de células inmunitarias, el almacenamiento de vitaminas y hierro y el almacenamiento y la regulación del azúcar en la sangre. Su hígado también es vital para el procesamiento y la desintoxicación de sustancias químicas, el alcohol, las drogas y el colesterol, y afecta muchas otras funciones relacionadas con el bienestar mental y físico.

Hígado y Toxinas

Tu hígado procesa toxinas, que provienen de procesos químicos en tu cuerpo y de alimentos, drogas, alcohol, pesticidas y otras toxinas ambientales. Tu hígado elimina estas toxinas de tu cuerpo al producir **bilis**, que se libera en el intestino y en la sangre para su **excreción** a través de los riñones. La bilis en el intestino se mezcla con las heces y ayuda a eliminar de tu cuerpo cualquier otro material no digerido. La bilis también es como un **lubricante** y ayuda a que las heces salgan fácilmente de tu cuerpo.

La mayoría de las personas tienen un hígado lento debido a estilos de vida estresantes y a la contaminación ambiental. Estas personas eliminan menos cantidad de toxinas, producen menos bilis y, a menudo, son más propensas a gases, hinchazón, estreñimiento, heces inconsistentes o síndrome del intestino irritable. **El estreñimiento aumenta la cantidad de toxinas retenidas y reabsorbidas en tu cuerpo**. Estas toxinas afectan negativamente las hormonas, los neurotransmisores y todos sus órganos, que son esenciales para el bienestar emocional.

El aumento de los niveles de toxinas también sobrecarga sus órganos y hace que trabajen mucho más, aumentando su demanda de nutrientes más importantes, lo que deja menos nutrientes disponibles para fabricar neurotransmisores que optimizarán el estado de ánimo. Las toxinas también crean inflamación crónica en tu cuerpo, lo que hace que tus glándulas suprarrenales constantemente produzcan niveles más altos de cortisol. Los niveles de cortisol continuamente elevados exacerban la depresión y la ansiedad porque el cortisol suprime la serotonina, el GABA y la dopamina, como vimos en el capítulo "Tus glándulas suprarrenales". Como puedes ver, la insuficiencia hepática aumenta la toxicidad en el cuerpo y tiene una correlación directa con salud mental. También tiene una correlación directa con diferentes enfermedades, incluyendo problemas menstruales, baja libido, síndrome del intestino irritable, cáncer, inflamación crónica, trastornos de la visión, migrañas, insomnio y muchas otras afecciones.

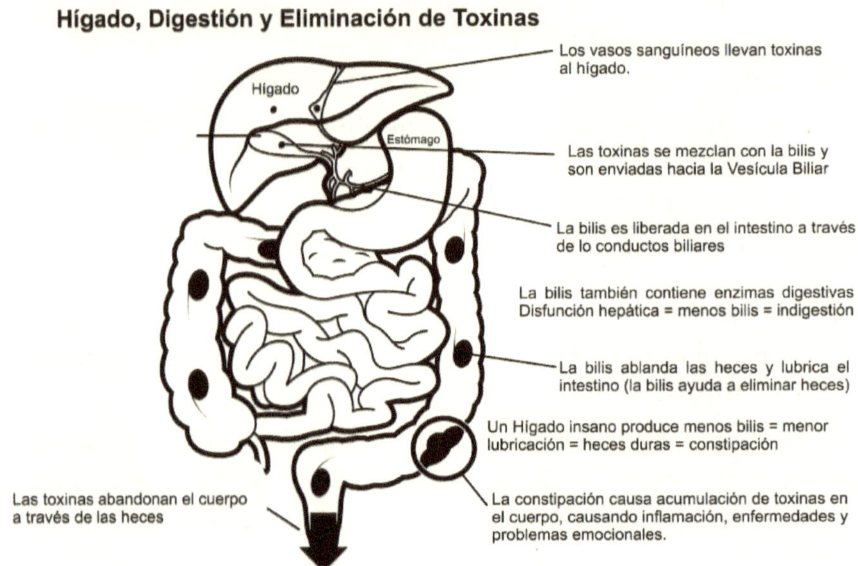

Hígado, Lactato, Alcohol, Café, y Azúcar

El lactato es un químico causante de procesos de ansiedad, se produce cuando usted consume grandes cantidades de glucosa y azúcares. Los niveles de lactato aumentan cuando comes muchos azúcares, carbohidratos simples y alimentos inflamatorios. Tu hígado convierte nuevamente el lactato en glucosa, pero si tu hígado esta sobrecargado de toxinas y lento, los niveles de lactato en la sangre aumentan en lugar de convertirse en glucosa, lo que causa niveles más altos de ansiedad. Para minimizar los niveles de lactato en tu cuerpo, recomiendo lo siguiente:

- Disminuir el consumo de carbohidratos, azúcares y alimentos refinados a los que pueda ser sensible.

- Evite el alcohol ya que interfiere con la función hepática y también afecta la capacidad de tu hígado de convertir el lactato nuevamente en glucosa. Si te apetece el consumo de alcohol, es probable que tengas bajos niveles de un neurotransmisor llamado **GABA**, esto puede remediarse mediante el uso de algunos suplementos descritos en el capítulo sobre "Suplementos Nutricionales".

- El café estimula la liberación de azúcar en la sangre y también interfiere con la función hepática, lo que aumenta los niveles de lactato en la sangre. La cafeína también estimula a las glándulas suprarrenales a trabajar en exceso sin aportarles nutrientes, intensificando así la depresión y la ansiedad.

- Como puedes ver, las altas cantidades de alcohol, café y azúcar empeoran la ansiedad y la depresión, evitar estos alimentos acelerará tu recuperación.

Tu Hígado y Tus Hormonas

El estrógeno, la progesterona y la testosterona tienen un profundo efecto en tus emociones, y el hígado juega un papel importante en la regulación de estas hormonas. Muchas mujeres tienen "dominancia de estrógenos", lo que significa que tienen altos niveles de estrógeno y baja progesterona. La **Progesterona** es una hormona importante en la depresión y la ansiedad porque ayuda a mejorar la función de GABA en el cerebro y está relacionada con un **mejor sueño** y **emociones positivas** en las mujeres. Los niveles elevados de testosterona te hacen sentir bien y reducen los sentimientos de ansiedad, haciéndote menos propenso a la depresión.

En las mujeres en particular, los desequilibrios hepáticos causan una alteración en la función hormonal, y esto puede causar síntomas como menstruación irregular, períodos dolorosos, síndrome premenstrual (SPM), gases, hinchazón, estreñimiento, dolores de cabeza, visión borrosa, sensibilidad mamaria, cambios de humor y síntomas de ansiedad y depresión.

Otros factores que alteran el equilibrio de estrógeno y progesterona incluyen la terapia de reemplazo hormonal (TRH) y tomar la píldora anticonceptiva. El uso crónico de medicamentos hormonales agota los nutrientes vitales, como las vitaminas B (especialmente vitamina B6), folato, magnesio, selenio, zinc, vitamina C y vitamina E, aumentando el riesgo de problemas emocionales.

Cuide su Hígado

El cuidado de tu hígado incluye desintoxicar las células hepáticas, mejorar su funcionamiento y curación, protegerlas del daño oxidativo causado por todas las toxinas. El uso de plantas, dietas, suplementos y paquetes de aceite de ricino son algunas de las mejores formas de prevenir y corregir el daño hepático.

Paquetes de Aceite de Ricino

El aceite de ricino, aplicado de modo externo, en la piel, sobre el área del hígado y el abdomen, actúa de una forma muy eficaz eliminando las toxinas del hígado. Lo he usado con mucho éxito en pacientes con dolores menstruales, endometriosis, desequilibrios hormonales, estreñimiento y desintoxicación general.

- Para hacer un paquete de aceite de ricino, empape un paño blanco de franela en aceite de ricino, asegurándose de que esté mojado pero no gotee.

- Coloque el paño empapado sobre toda la caja torácica derecha, desde la mitad del pecho justo debajo del pecho derecho hasta el borde inferior de las costillas, extendiéndose a lo largo de la línea de la axila derecha. Aquí es donde tu hígado se encuentra debajo de la caja torácica. El aceite de ricino se absorberá a través de tu piel y creará un efecto calmante y relajante sobre tu sistema linfático y el hígado.

- Coloque una envoltura de plástico o una bolsa de plástico sobre la tela. La envoltura de plástico protege su ropa del aceite de ricino y también mantiene el aceite adherido a tu piel.

- Llene una bolsa de agua o botella con agua caliente. El agua debe estar a una temperatura que pueda tolerar y que no queme la piel. Coloque la botella de agua caliente encima de su envoltura de plástico. El calor impulsará el aceite de ricino más profundamente en la piel hacia tu hígado.

- Deje actuar durante al menos una hora mientras está acostado, o duerma con él durante toda la noche.

- Una vez que hayas terminado con tu paquete, coloque la tela en un recipiente hermético y guárdela en su refrigerador. Use el mismo paño nuevamente al día siguiente, use solo un poco más de aceite de ricino para volver a remojarlo. Después de una semana de usar el mismo paño una y otra vez, lave el paño, ya que para entonces el aceite de ricino que quedará será un poco viejo.

- Repita esto diariamente durante aproximadamente dos o tres meses. El efecto acumulativo del uso del aceite de ricino regularmente es lo que aporta su beneficio. Después de un mes de usar el paquete regularmente, comenzará a notar sus beneficios.

No tome aceite de ricino ni lo aplique sobre la piel agrietada y NUNCA lo use durante el embarazo, la lactancia o durante la menstruación. Si está menstruando, tiene deposiciones significativamente flojas o queda embarazada durante este tiempo, deje de usar el paquete de aceite de ricino.

Alimentos y Suplementos para Sanar Tu Hígado

Los alimentos y suplementos nutritivos ayudan a que tu hígado funcione mejor. Ciertos alimentos mejoran la salud de tu hígado, algunos reparan el daño causado a tu hígado por toxinas y otros estimulan el hígado para secretar más bilis, lo que ayuda a eliminar toxinas. La remolacha, alcachofas, espinacas, col rizada, coles de bruselas, brócoli, coliflor, zanahorias, batatas, calabaza, tomates, guisantes, frijoles, repollo, chirivías, calabaza, ñames, zanahorias, apio, cebollín, pepino, ajo, colinabo, hojas de mostaza, okra, cebolla, perejil, ciruelas pasas, arándanos, manzanas y cúrcuma son alimentos que mejoran la salud de su hígado y también **reducen el daño** causado a su hígado por las toxinas. Especialmente el zumo de remolacha, es una buena fuente de un nutriente llamado glutatión, que protege tu hígado del daño de toxinas.

Las verduras de hojas amargas como el diente de león, achicoria y la rúcula estimulan su hígado para **liberar más bilis** y toxinas y pueden agregarse fácilmente a su ensalada. Elija alimentos cultivados orgánicamente tanto como sea posible, ya que muchos productos contienen pesticidas, que son perjudiciales para tu cuerpo y aumentan la toxicidad. Evite los ácidos grasos trans y la comida chatarra porque también aumentan la carga tóxica en tu cuerpo.

Agua caliente con limón y pimienta de Cayena

El agua caliente con medio limón exprimido y un poco de pimienta de cayena media hora antes de las comidas es una forma suave de desintoxicar el hígado. Esta bebida sabrosa ayuda al hígado y vesícula biliar a expulsar la bilis hacia el intestino, liberando toxinas que se almacenaron en el hígado.

Los Antioxidantes son nutrientes que ayudan a reparar y a proteger tus células hepáticas del daño causado por las toxinas. Las bayas coloridas (por ejemplo, los arándanos y las frambuesas) y las verduras frescas son fuentes ricas en antioxidantes. Los nutrientes que son antioxidantes incluyen glutatión, selenio, vitamina A, vitamina C, vitamina E, ácido alfalipoico y la coenzima Q10. Si no comes suficientes frutas y verduras frescas, o si vive o trabaja en un ambiente potencialmente tóxico, como la mayoría de nosotros lo hacemos hoy en día, necesitas antioxidantes adicionales en tu dieta. Los antioxidantes también son excelentes para la salud del corazón, la prevención del cáncer y la salud en general.

Para ayudar a tu cuerpo a **desintoxicarse** mejor, incluye una gran cantidad de **fibra** y **agua** en tu dieta. El agua ayuda a que los riñones eliminen las toxinas y la fibra se adhiere a las toxinas en el intestino para eliminarlas fácilmente a través de las heces. La fibra es un componente vital para una dieta saludable, ya que al no estar ligadas a la fibra, muchas de las toxinas se reabsorben en el cuerpo.

Plantas para el Hígado

Algunas plantas pueden desintoxicar tu hígado, mejorar su función y protegerlo del daño tóxico. La mayoría de estas plantas se encuentran disponibles en herbolarios, tiendas de productos naturales. Use estas plantas bajo la supervisión de un profesional de la salud ya que combinarlas con medicamentos o dosis inadecuadas puede ser perjudicial.

Cardo Mariano (Silybum marianum) es una planta muy popular para la salud del hígado. El cardo mariano contiene silimarina, una poderosa sustancia que protege las células hepáticas del daño de las toxinas y otros productos químicos. El cardo mariano también ayuda a que las células hepáticas funcionen mejor, mejorando así la desintoxicación.

Raíz de Diente de León (Taraxacum officinale) estimula el hígado para liberar más bilis y es un potente desintoxicante del hígado. La raíz de diente de león es más útil para la desintoxicación del hígado, mientras que la hoja es más útil para la desintoxicación renal.

Cúrcuma (Curcuma longa) es una especia utilizada en la cocina india y tiene curcuminoides, que tienen numerosos beneficios para la salud. La cúrcuma protege sus células hepáticas y estimula su hígado para producir y excretar bilis. La cúrcuma también es antiséptica y antiinflamatoria, por lo que es útil para infecciones y afecciones inflamatorias como la artritis. La cúrcuma también parece ayudar con los problemas de cáncer y colesterol, por lo que es una planta verdaderamente maravillosa.

Para consultas personalizadas y videos de salud visita
health.drameet.com/esp

Glándula Tiroides y Tu Bienestar Emocional

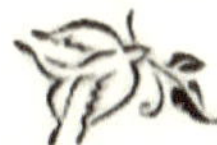

"Aceptar a otra persona en su propio poder es una forma de alcanzar tu propio poder"
- Dr. Ameet Aggarwal, ND

O tro órgano fuertemente relacionado con el bienestar emocional es la glándula tiroides. Tu glándula tiroides produce hormonas que aumentan tu metabolismo y ayudan a tus células y cerebro a **usar la energía de manera eficiente**. Durante la fatiga adrenal, la glándula tiroides tiene que trabajar más para mantener el metabolismo en marcha. Con la falta de soporte suprarrenal, la glándula tiroides se fatiga, lo que provoca un bajo rendimiento tiroideo o hipotiroidismo. Usar medicamentos para la tiroides durante la fatiga adrenal puede ser un problema porque los medicamentos para la tiroides aumentan su metabolismo, lo que obliga a las glándulas suprarrenales ya agotadas a luchar aún más. Esto incrementa la fatiga adrenal y no siempre regula el hipotiroidismo. Nutrir las glándulas suprarrenales es crucial cuando se trata de sanar el hipotiroidismo.

Tu glándula tiroides produce las hormonas T3 y T4, que controlan las reacciones químicas en su cuerpo y optimizan la forma en que sus células usan la energía. T3 es la forma activa, y T4 se convierte en T3 activa. La **T3 ayuda a tu cerebro a producir serotonina**, por lo que la salud de la tiroides es esencial para un funcionamiento mental óptimo.

La glándula tiroides se activa con una hormona llamada hormona estimulante de la tiroides (TSH). La TSH es producida por la glándula pituitaria en tu cerebro. Durante el estrés suprarrenal, **los niveles elevados de cortisol suprimen la TSH,** que suprime la producción de T3 y T4. Cuando los niveles de cortisol son demasiado altos o demasiado bajos, también reduce la conversión de T4 en T3 activa y desensibiliza tu cuerpo a los efectos de la T3, perpetuando los sentimientos de depresión, letargia, ansiedad, mala memoria y falta de concentración.

Curiosamente, los **probióticos** en tu intestino convierten la hormona tiroidea inactiva T4 en T3 activa. La T3 ayuda a las células de la pared intestinal a unirse firmemente, reduciendo el síndrome del intestino permeable. Si la cantidad de probióticos en tu intestino está comprometida o si tu función tiroidea está comprometida, tendrás menos T3 disponible para mantener tu barrera intestinal intacta, lo que empeora las vías respiratorias, la inflamación crónica, el estrés suprarrenal y las enfermedades crónicas.

Otro hecho interesante es que tu glándula tiroides y tu hígado influyen fuertemente entre sí. **Las hormonas tiroideas son procesadas por tu hígado**, y también afectan la forma en que funcionan tus células hepáticas. Un funcionamiento lento de la tiroides por lo tanto afecta la función hepática y exacerba el estreñimiento, empeora la digestión y altera el equilibrio hormonal, todo lo cual es perjudicial para tu bienestar emocional. Además, si el hígado no funciona reduce la cantidad de hormona tiroidea activa que circula en el cuerpo, lo que empeora la depresión, la ansiedad y otros síntomas mentales. Entonces, una buena combinación es una función tiroidea óptima, niveles de probióticos equilibrados en el intestino y un hígado bien cuidado es un seguro contra todo tipo de problemas de salud física y emocional.

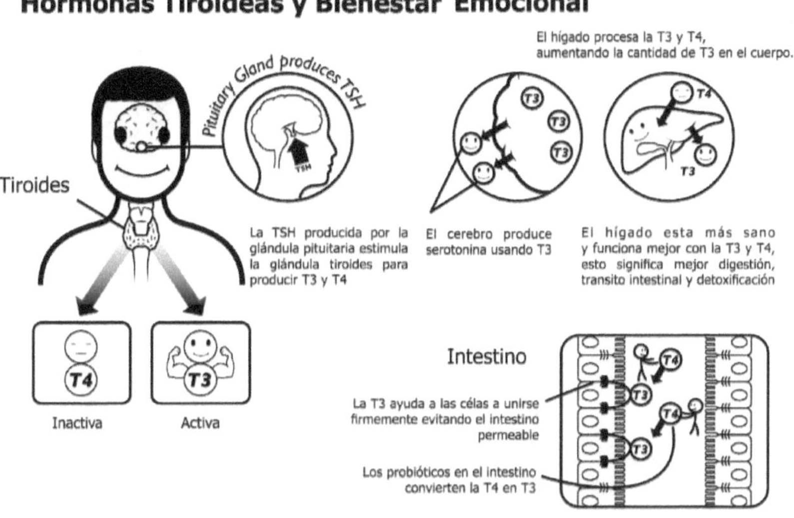

Para consultas personalizadas y videos de salud visita
health.drameet.com/esp

Minerales, Contaminación Ambiental y Bienestar Emocional

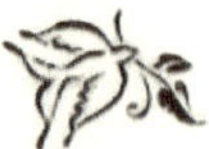

"La Tierra proporciona lo suficiente para satisfacer las necesidades de cada hombre, pero no la codicia de todos"
— Mahatma Gandhi

Minerales como el cobre, el zinc y el magnesio afectan tu estado de ánimo debido a su efecto sobre diferentes órganos y enzimas. La toxicidad del **cobre** causa depresión y desequilibrios tiroideos. Las deficiencias de **zinc** y **magnesio** agravan la ansiedad.

Los niveles bajos de magnesio te impiden absorber y activar las vitaminas del grupo B, lo que descompensa la salud suprarrenal y los niveles de neurotransmisores. La falta de magnesio también reduce la cantidad de calcio en tu cuerpo, lo que empeora la ansiedad y la depresión. Los niveles de **potasio** y **sodio** también deben estar en equilibrio para que tu sistema nervioso funcione correctamente. Los niveles bajos de **cromo** distorsionan el equilibrio de azúcar en la sangre, lo que provoca enfermedades crónicas y fluctuaciones del estado de ánimo. Otros minerales son igualmente importantes para la salud mental, y si alguno está en desequilibrio, tu salud general se ve afectada.

Los metales tóxicos, especialmente el plomo, el níquel, el cobre, el arsénico, el aluminio y el mercurio, interfieren con el metabolismo de tu cuerpo y pueden contribuir significativamente a desencadenar problemas emocionales. El **mercurio** destruye muchas de tus enzimas, nervios y otros tejidos sanos en tu cuerpo, causando muchos problemas de salud. El mercurio ingresa a tu cuerpo a través de empastes dentales de amalgama, ciertos alimentos procesados, vacunas y algunos tipos de peces como el salmón cultivado. Si tienes empastes de mercurio, sería una buena idea ver a un dentista que se especialice en eliminar los empastes de mercurio de manera segura. Después de eliminar los empastes de mercurio, aún puede haber una cierta cantidad de mercurio circulando en sus tejidos. Los complementos alimenticios como el cilantro y la chlorella pueden ayudar a unir y eliminar este mercurio. La terapia de quelación, que se describe a continuación, es una de las mejores maneras de deshacerse del mercurio tóxico.

Análisis del Cabello

Debido a que el cabello se produce a partir de las células de tu cuerpo, también contiene minerales y toxinas que se encuentran en los tejidos del cuerpo y los niveles que se encuentran en el cabello reflejan los niveles de minerales y toxinas en los tejidos del cuerpo, aunque no con precisión, ya que algunos se encuentran escondidos profundamente dentro de los órganos de tu cuerpo. Una prueba mineral de cabello, que analiza muestras de su cabello, proporciona una indicación de minerales y elementos tóxicos en tu cuerpo y también brinda la siguiente información:

- Explicación detallada de los desequilibrios minerales que usted puede tener.

- ¿Qué enfermedades pueden causar diferentes desequilibrios de nutrientes?

- A qué enfermedades podrías estar propenso en función de tus niveles de minerales y toxinas. Por ejemplo, las pruebas a menudo pueden indicar si tiene fatiga adrenal debido al hecho de que los niveles de sodio de tu cabello son excesivamente altos en comparación con los niveles más bajos de potasio y magnesio.

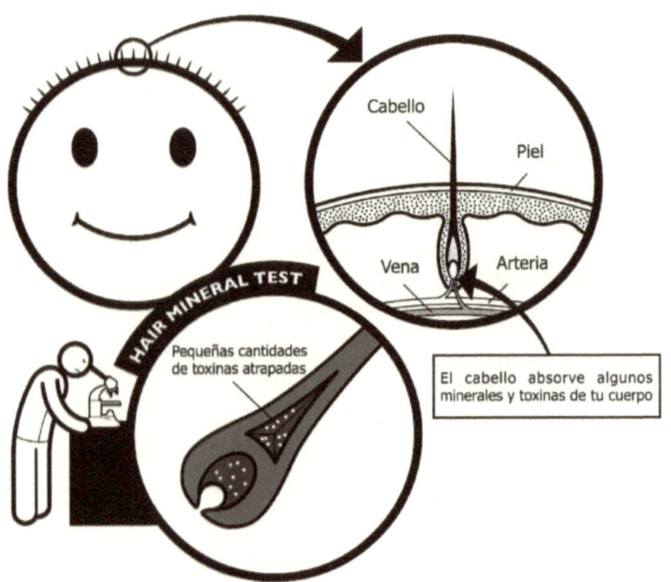

Quelación

Como se mencionó anteriormente, la prueba de análisis del cabello no es una prueba completamente precisa de los niveles de toxinas en tu cuerpo. Idealmente, es mejor medir los niveles de toxinas directamente de los tejidos de tu cuerpo. Esto es posible a través de la quelación, mediante la cual usted ingiere o le inyectan medicamentos conocidos como agentes quelantes, que se unen a diversos minerales y metales tóxicos directamente de tus tejidos. El agente quelante y las toxinas ligadas van desde tu cuerpo a través de su orina, los laboratorios utilizarán esta muestra para medir los niveles de toxinas en tu cuerpo.

La terapia de quelación es una de las mejores maneras de eliminar los metales tóxicos de tu cuerpo. Dependiendo de tu salud, un especialista calificado elegirá un agente quelante adaptado a tus necesidades. El ácido dimercaptosuccínico (DMSA) es un agente quelante popular porque puede tomarse por vía oral, mientras que otros agentes quelantes como el ácido etilendiaminotetraacético (EDTA) y el ácido 2, 3-Dimercapto-1-propanosulfónico (DMPS) son costosos o deben inyectarse.

Cuando se usa la terapia de quelación, siempre se debe complementar con minerales como el magnesio y el zinc entre los ciclos de quelación porque la quelación desafortunadamente también extrae buenos minerales de su cuerpo. Los suplementos naturales y nutricionales como la **chlorella** y el **cilantro** mejorarán los efectos de la terapia de quelación. Grandes cantidades de cilantro movilizarán mercurio y toxinas de los tejidos, y la chlorella ayudará a unir estas toxinas para que sean eliminadas de tu cuerpo. También utilizo medicamentos homeopáticos como el mercurio homeopático para ayudar a estimular el cuerpo a liberar mercurio desde el interior de los tejidos. Explico los beneficios de la homeopatía con más detalle en la sección "Medicamentos homeopáticos".

Para consultas personalizadas y videos de salud visita
health.drameet.com/esp

Insomnio: Causas y Tratamientos

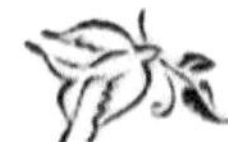

El insomnio es común para las personas que sufren de ansiedad y depresión e intensifica los problemas emocionales porque la falta de sueño estresa y agota el cuerpo. La mayoría de las personas con insomnio encuentran difícil conciliar el sueño o se despiertan con frecuencia en medio de la noche, a veces sin poder volverse a dormir hasta altas horas de la madrugada.

Lo primero que debes recordar mientras permaneces despierto es no inquietarte ni preocuparte porque esto empeora el estrés, el insomnio y los problemas emocionales. Cuando te levantes a mitad de la noche o tengas dificultades para conciliar el sueño, mantén la calma y dite a ti mismo que este es un período de descanso y una posibilidad de pensar en **afirmaciones positivas**. Aprovecha este momento para pensar en todo lo que le fue bien durante el día y en todo lo que pueda agradecer. También puede usar este tiempo para practicar algunos de tus ejercicios de meditación o **respiración profunda**, ya que este podría ser el momento ininterrumpido perfecto para sanar tu mente. Cuando mantienes la calma durante el insomnio, te sentirás menos estresado y agotado durante el día. A menudo, aliento a las mujeres embarazadas a usar este tiempo para vincular a su bebé con palabras amorosas. Funciona a las mil maravillas.

A pesar de este consejo simple, el insomnio en realidad puede ser complicado de tratar. He enumerado algunas causas comunes de insomnio y algunas terapias útiles para que explore si tiene problemas para dormir.

El café, el té e incluso el té verde tienen cafeína e incluso una taza al día puede mantenerte despierto. Las versiones descafeinadas de estos **no** son una mejor opción debido a los procesos químicos utilizados para eliminar la cafeína de las bebidas. Las infusiones de plantas como manzanilla, ortiga o roiboos, que naturalmente no tienen cafeína, son una opción mucho mejor.

Ciertos suplementos, como las vitaminas B y el ginseng, también pueden ser estimulantes, así que intente tomarlos más temprano si te mantienen despierto.

Los niveles anormales de cortisol, DHEA y hormona tiroidea interfieren con el sueño. Niveles elevados de cortisol durante la noche suprimen la producción de melatonina, así que definitivamente debes equilibrar tus glándulas suprarrenales, sanar tu sistema digestivo y evitar los alimentos inflamatorios, como discutimos en el capítulo sobre tu sistema digestivo. **Plantas nutritivas para las glándulas suprarrenales** como ashwagandha y rodiola pueden ayudar a corregir el desequilibrio hormonal y el cortisol. La Fosfatidilserina, melatonina, 5-HTP, inositol y teanina son suplementos que también ayudan al insomnio y se tratan en la sección "Suplementos nutricionales". La melatonina ayuda más a las personas que tienen problemas para dormirse, mientras que 5-HTP, inositol y teanina son más útil para las personas que tienen problemas para permanecer dormidos o que no están durmiendo lo suficiente. Consulte con su médico antes de usar estos productos porque combinarlos con medicamentos puede ser perjudicial.

Los niveles bajos de la hormona **progesterona**, que es especialmente común en mujeres menopáusicas, pueden causar insomnio. Plantas como Vitex agnus castus y Plantas adrenales nutritivas o crema de progesterona natural (utilizada bajo supervisión médica) pueden ayudar a equilibrar los niveles de progesterona.

Niveles bajos de azúcar en sangre *en medio de la noche* también puede causar insomnio porque tu cerebro se despierta hambriento y en busca de comida, incluso si no te sientes físicamente hambriento. Tener una comida rica en carbohidratos y sin proteínas por la noche a veces puede causar un aumento rápido de azúcar en la sangre además de las grandes cantidades de insulina producidas por el cuerpo para equilibrar el azúcar en la sangre. Comer cantidades adecuadas de proteínas para la cena o comer almendras antes de acostarse asegurará que los niveles de nutrientes en la sangre no se liberen demasiado rápido en medio de la noche y su cerebro reciba suficientes nutrientes durante toda la noche. Considere usar un glucómetro (usado por diabéticos) para evaluar sus niveles de azúcar en la sangre si se despierta a media noche.

Niveles bajos de magnesio aumentan la sensación de estrés y pueden ser una causa importante de insomnio. El magnesio calma el sistema nervioso y ayuda a tu cuerpo a relajarse. Puedes tomar **suplementos de magnesio** o hacerlo a través de tu dieta. Las **sales de Epsom** son sales que contienen magnesio que puedes rociar en tu baño, es una manera encantadora de relajar tu cuerpo antes de irte a dormir porque el magnesio se absorbe a través de la piel. Recomiendo hacer baños de sal de Epsom porque tienen numerosos beneficios para la salud cuando se hacen con regularidad.

El nivel bajo en hierro se ha asociado con el insomnio. Incluso niveles moderadamente bajos de hierro pueden causar insomnio y también pueden causar un síndrome de piernas inquietas. Controla tus niveles de hierro y evalúa tu dieta y salud general con un médico o naturópata si tus niveles son bajos. Podrías tener problemas para absorber hierro a nivel intestinal o no estar aportando lo suficiente a través de tu dieta. El sangrado excesivo, incluidos los períodos menstruales abundantes, también pueden causar un descenso en los niveles de hierro.

La apnea durante el sueño o la dificultad para respirar mientras duermes es un problema común, especialmente entre las personas mayores. La apnea durante el sueño generalmente es causada por una obstrucción de los conductos de las vías respiratorias durante el sueño, lo que provoca que te despiertes a media noche o te sientas muy cansado por las mañanas. La apnea del sueño también priva al cerebro y al cuerpo de oxígeno durante el sueño, lo que provoca una sensación de fatiga cuando te despiertas. Puedes visitar una clínica de sueño donde te observan mientras duermes para verificar si tienes apnea del sueño. Estas clínicas también ofrecen respiradores que puedes usar para evitar que los conductos de las vías respiratorias se obstruyan mientras duerme. Conozco a un par de personas que solían estar extremadamente cansadas durante el día y ahora tienen una energía tremenda ya que resolvieron sus problemas de respiración por la noche. También he visto reducir la apnea del sueño al eliminar los alimentos inflamatorios de la dieta, especialmente los lácteos.

Pequeñas cantidades de luz y ruido, incluso la poca luz durante la noche o el despertador de tu dormitorio, interrumpen su sueño al interferir con la producción de melatonina. Una avenida cercana o maullidos de gatos pueden crear suficiente ruido de fondo para evitar que duermas bien. Asegúrate de que tu habitación esté **completamente oscura** durante la noche para optimizar la producción de melatonina e **insonorizar** tu habitación lo máximo posible. También elimina cualquier teléfono celular o dispositivo electrónico de tu habitación porque sus ondas electromagnéticas interfieren con el estado de reposo de tu cerebro.

Toxicidad por metales pesados interfiere con muchas de tus hormonas y órganos y puede causar insomnio. Consulta la sección anterior "Minerales y contaminación ambiental" para aprender a detectar y eliminar los metales pesados de tu cuerpo.

Actividades antes de acostarte, como hacer ejercicio tarde en la noche, pueden mantener los niveles de cortisol más altos por la noche y evitar que duermas bien. Comer demasiado tarde también puede causar insomnio o un sueño inquieto porque su cuerpo está ocupado para digerir alimentos en lugar de dormir. Evita ver la televisión o trabajar en tu computadora por lo menos una hora antes de acostarte porque la luz de los dispositivos electrónicos interfiere con la producción de melatonina. Evita trabajar en proyectos estresantes cerca de la hora de acostarte y definitivamente no guardes material de trabajo en tu habitación. *Asegúrate de que tu habitación solo esté asociada a la relajación y al descanso.*

El ejercicio regular durante el día ayuda a regular los niveles de cortisol en tu cuerpo y es un gran alivio para el estrés, lo que ayuda a mejorar la calidad del sueño y el bienestar emocional.

Paquetes de aceite de ricino, como se describe en el capítulo "Hígado y Tu Bienestar Emocional", desintoxican tu hígado, que en la medicina tradicional china se considera un órgano importante para el sueño, el estrés y los problemas emocionales. Los paquetes de aceites de ricino también son relajantes para tu cuerpo, así que considera esta opción antes de acostarte.

La meditación, risas, la relajación consciente y las técnicas de respiración (como la respiración nasal alternativa, descrita en el capítulo "Vivir bien") desvinculan tu mente de los patrones de estrés consciente e inconsciente y ayudan a tu cuerpo a relajarse más profundamente. Si te resulta difícil meditar, hay algunas meditaciones guiadas por audio online que te guiarán a través de meditaciones poderosas para ayudarte a relajarte más. Elije un par de ellas si estás luchando con la meditación por tu cuenta. Si te despiertas a mitad de la noche, aprovecha esta oportunidad para meditar un poco más, piensa en todas las cosas que te fueron bien el día anterior y piensa en todas las cosas que agradecer, incluida tu cama caliente, el sol de cada día, las plantas, el automóvil que posees y el agua que bebes; hacer estos ejercicios es mucho más saludable y relajante que estresarse por no dormir bien.

Caminar descalzo en el agua durante cinco a diez minutos antes de acostarte parece ayudar a algunas personas a dormir mejor.

La terapia de Bowen y la acupuntura funcionan como un amuleto para muchos casos difíciles de insomnio. En la medicina tradicional china, el momento en que te despiertas se correlaciona con un órgano que puede estar desequilibrado. Por ejemplo, si te despiertas entre la 1:00 a.m. y las 3:00 a.m., su hígado probablemente esté fuera de balance; mientras que 11:00 p.m.-1: 00 a.m. es tu vesícula biliar, y 3:00 a.m.-5: 00 a.m. son tus pulmones. Si tus pulmones están desequilibrados, generalmente significa que hay un cierto estrés emocional o una tristeza no resuelta que podría necesitar procesar. El desequilibrio hepático es el problema más típico de un órgano involucrado en el insomnio, que generalmente significa estrés, ira, irritabilidad, frustración, desequilibrio hormonal, toxicidad o alguna sensibilidad a los alimentos. Algunos de los puntos de acupuntura útiles para el insomnio, la ansiedad y la depresión se describen en la sección "Acupuntura y medicina china".

Los remedios homeopáticos también son excelentes para el insomnio, son muy suaves para tu cuerpo y no tienen efectos secundarios. Algunos remedios homeopáticos comunes incluyen coffea y nux vomica, aunque es mejor **visitar a un médico homeópata o naturópata** para obtener un remedio más individualizado. Los remedios florales de Bach también pueden ser útiles, y hay una tintura combinada que se vende como Night Rescue u otras versiones similares fabricadas por diferentes compañías.

Para consultas personalizadas y videos de salud visita
health.drameet.com/esp

Sexualidad: Mejore su Satisfacción Sexual Gestionando el Bienestar Físico y Emocional

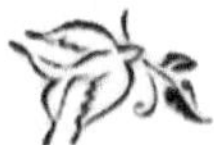

La sexualidad es una parte importante en la vida de muchas personas. Una práctica sana del sexo, el placer sexual, la satisfacción sexual y la intimidad dependen de tu salud física y emocional, así como de tu compatibilidad con tu pareja. Hay una razón por la cual esta sección sobre salud sexual es posterior a la información sobre cómo mantener tu cuerpo saludable y tus emociones estables. La falta de salud física y la ansiedad emocional no ayudan a mejorar su vida sexual. Ahora que ha entendido todos los factores que afectan tu salud física y emocional, puede comprender cómo se relacionan con la salud sexual.

Elizabeth era una paciente mía de 32 años. Ella vino a mi consulta por dolor de espalda pero también tenía espasmos vaginales y sequedad vaginal. Obviamente, esto ocasionaba relaciones sexuales dolorosas. Nos dimos cuenta de que su cuerpo estaba en un estado de inflamación y desequilibrio de cortisol, que también estaba afectando sus niveles de estrógeno y progesterona. Su desequilibrio hormonal estaba reduciendo su lubricación vaginal. Después de restaurar su equilibrio hormonal eliminando alimentos inflamatorios de su dieta, reparando su salud digestiva de la manera que describí en el capítulo "Su Sistema Digestivo y Bienestar Emocional" y desintoxicando su hígado, su sequedad vaginal mejoró, pero los espasmos no cesaron.

Sospeché un problema emocional en ella y le pregunté cuándo comenzaron los espasmos. Ella dijo hace aproximadamente 3 meses. Luego le pregunté si podía recordar algún evento emocional significativo cerca de ese momento. Unos 5 meses atrás, su novio le había gritado cuando menos lo esperaba. Esto no era un comportamiento típico en él y normalmente tenían una buena relación. Luego se disculpó. A pesar de la disculpa, su cuerpo aún se estaba aferrando al momento de shock emocional. Procesamos sus sentimientos de shock usando la terapia Gestalt y también le di un remedio homeopático para estados de shock. Una semana más tarde me informó que los espasmos habían desaparecido.

Otro paciente mío, John, tuvo dificultades con las erecciones después de que su novia lo dejó por otro hombre. El estrés y el rechazo de la ruptura afectaron sus erecciones y agotaron sus glándulas suprarrenales, lo que tampoco ayudó a sus niveles de testosterona y libido. Después de pasar meses trabajando en su autoestima y auto-confianza, finalmente comenzó a tener erecciones sostenibles. También regulamos el funcionamiento sus glándulas suprarrenales utilizando ciertas plantas que he descrito en otros capítulos.

Existen problemas sexuales en muchas personas, y pueden incluir sequedad vaginal, secreciones malolientes, falta de intimidad, sexo doloroso, incapacidad para tener o mantener erecciones, sentimientos de inadecuación, abuso sexual, vergüenza sexual o emociones perturbadoras que inhiben el placer sexual completo. Muchas de nuestras emociones no saludables en torno al sexo provienen de experiencias anteriores en nuestras vidas, incluida la forma en que fuimos criados y, a veces, debido al estigma que algunas culturas imponen al sexo. Algunos de los problemas físicos relacionados con el sexo provienen de tener un cuerpo no saludable, pero también pueden derivarse de experiencias emocionales, como vimos con Elizabeth y los espasmos vaginales que estaba experimentando. Algunas personas experimentan dificultades sexuales debido a la medicación que están tomando.

La inflamación, el estrés, una dieta deficiente y niveles elevados de azúcar en sangre, pueden agotar las glándulas suprarrenales y crear desequilibrios hormonales, incluida la disminución de los niveles de testosterona. Los niveles desequilibrados de hormonas reducen la lubricación vaginal, el placer orgásmico y la fuerza eréctil. Tanto hombres como mujeres tienen libidos más fuertes cuando sus niveles de testosterona son saludables.

Tu capacidad de experimentar placer, incluida la satisfacción sexual, dependen de sentirse bien con hormonas como serotonina, dopamina y GABA. El estrés, la depresión, algunos medicamentos y la inflamación (a causa de una dieta deficiente, toxicidad o un sistema digestivo débil) reducen su capacidad de sentir placer, por lo que seguir todas las recomendaciones dietéticas y de reducción del estrés que he dado mejorará su bienestar sexual.

Tener y mantener erecciones para los hombres depende de un fuerte flujo de sangre hacia su pene. Fumar, los procesos inflamatorios y el exceso de azúcar en sangre dañan y causan la formación de placa en los vasos sanguíneos. Esto reduce el flujo sanguíneo a órganos vitales en el cuerpo, incluido el pene. Entonces, si deseas tener mejores erecciones y más duraderas, evite comer los alimentos que he mencionado que crean inflamación, equilibra tu sistema digestivo y evita el consumo frecuente de carbohidratos simples.

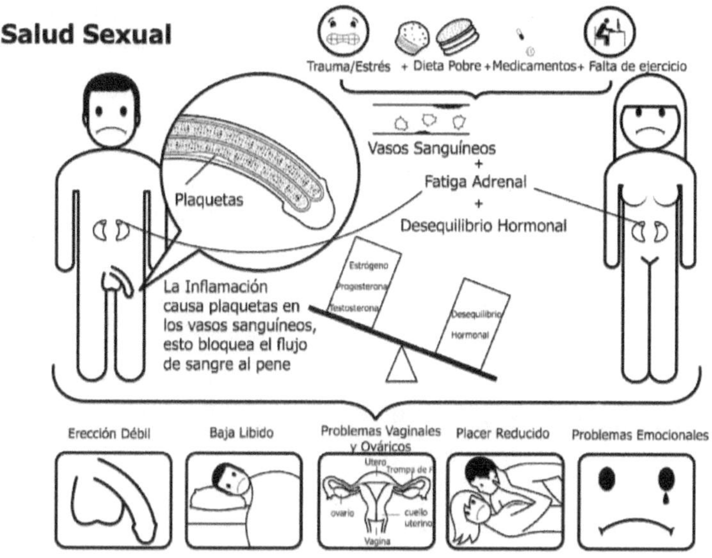

La salud emocional puede ser vital para la satisfacción sexual. En términos generales, tanto hombres como mujeres encuentran el sexo más placentero cuando están relajados. El estrés y las emociones dolorosas bloquean nuestra capacidad de dejar ir y disfrutar de nosotros mismos y nuestros sentidos. A muchos hombres les resulta difícil tener una erección cuando están estresados, han sido rechazados por una pareja o si están bajo presión para desempeñarse sexualmente. Le recomiendo encarecidamente que resuelva su estrés y sus problemas emocionales con un terapeuta y también use algunos de los ejercicios que he dado en la sección "Ejercicios Mentales para Crear Bienestar y Sanar el Pasado".

Para alentarle aún más, quiero decir que después de pasar una semana resolviendo nuestras emociones en nuestros retiros de terapia gestalt, cuando volvimos a casa, muchos de nosotros sentimos que estábamos teniendo relaciones sexuales muy satisfactorias y nos sentíamos más abiertos y sensuales con nuestros compañeros. La sensualidad mejora una vez que podemos sanar nuestro estrés y nuestras emociones.

El sexo seguro en realidad puede ser bueno para tu salud. La mayoría de los hombres encuentran que sus niveles de estrés se reducen después del sexo, aunque esto es ligeramente diferente para algunas mujeres. Los orgasmos, tanto en hombres como en mujeres, ayudan a nuestro cuerpo a liberar una hormona conocida como prolactina, que relaja el cuerpo y mejora el sueño. El sexo puede ser algo que quieras considerar si luchas contra el insomnio. Algunos estudios muestran que el sexo regular mejora tu inmunidad. Tener relaciones sexuales frecuentes también es una forma de ejercicio y aumenta tus niveles de testosterona, lo que mejora su confianza, estado de ánimo y libido e incluso puede reducir la depresión.

Una advertencia: según la medicina tradicional china (TCM), tener relaciones sexuales con demasiada frecuencia por encima de cierta edad disminuye su vitalidad y puede causar problemas de salud como dolor de espalda, rodillas débiles y mala memoria. La literatura antigua de TCM establece los siguientes límites aproximados para la frecuencia sexual, dependiendo de la salud de una persona. Estas cifras se refieren principalmente a los hombres, ya que pierden una parte de su vitalidad cada vez que eyaculan.

- 20 años: 1-2 veces al día

- 30 años: una vez cada dos días

- 40 años: una vez cada 3-4 días

- 50 años: una vez cada 8-10 días

- 60 años: una vez cada 15-20 días

Hay muchas otras maneras de mejorar tu vida sexual, pero ese no es el enfoque de este libro. Lo importante es entender que la salud física y el bienestar emocional están vinculados a una vida sexual plena. Quiero mostrarte que al optimizar tu bienestar y sanar tus emociones, tu vida sexual puede mejorar y mejorará.

Para consultas personalizadas y videos de salud visita
health.drameet.com/esp

Estilos de Vida Saludables

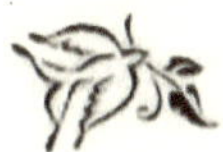

"La única forma de mantener su salud es comer lo que no quieres, beber lo que no te gusta y hacer lo que prefieres".
-Mark Twain

Aprendí que no importa qué tan bien comía, me cuidé a mí mismo con plantas y suplementos, y aún estaba haciendo cosas en mi vida que me estaban haciendo daño. Realmente me costó cambiar los hábitos que me daban consuelo solo porque me resultaban familiares y no eran necesariamente saludables para mí.

Todos y cada uno de los cambios de los que hablo en estos capítulos realmente funcionan, te lo prometo. Por favor, no cometa el mismo error que muchas personas al pensar que algunas de estas cosas no se aplican a usted o que no necesita hacer cambios si no tiene ganas. El cambio es incómodo para la mayoría de las personas, y usted no es una excepción. Solo porque el cambio pueda ser incómodo para usted, no significa que no es lo correcto. Recuerde, los seres humanos se sienten cómodos con entornos y experiencias familiares, incluso si son perjudiciales para su salud, así que tome este acto de fe y pruebe estos ejercicios hasta que vea los resultados por sí mismo.

¡Comencemos con los conceptos básicos de comer, dormir, hacer ejercicio y relajarnos de la manera correcta!

Coma los alimentos adecuados

Uno de los pasos más importantes que hice en mi vida y que realmente ayudó a mejorar mi estado emocional fue cambiar mi dieta y hacer ejercicio regularmente. No importaba qué otras terapias hiciera, sin una dieta regular sana y limpia, no había manera de que hubiera alcanzado el estado emocional que experimento ahora. Los nutrientes proporcionan componentes que ayudan a que todos los órganos del cuerpo funcionen de manera óptima. Los nutrientes también ayudan a producir neurotransmisores, hormonas, enzimas y cualquier otro químico que nutre los órganos de su cuerpo. Sin una nutrición adecuada, su cuerpo será más propenso al estrés emocional y también tendrá más dificultades para recuperarse de problemas emocionales.

La mayoría de los nutrientes que necesita se encuentran de forma natural en los alimentos, pero debido a la disminución de la calidad del suelo y las prácticas agrícolas inadecuadas, **muchos de los alimentos que consume no contienen suficientes nutrientes como para tener valor terapéutico**. Además, la cantidad de estrés diario que enfrentan los seres humanos requiere mucho más apoyo nutricional de lo que nuestros alimentos pueden proporcionar naturalmente. Por lo tanto, es necesario complementar con suplementos nutricionales adicionales para compensar esta falta de valor nutricional en los alimentos y para las exigencias excesivas de la vida cotidiana.

Sin embargo, antes de hablar de los suplementos nutricionales, hablemos sobre cómo obtener lo mejor de sus alimentos y comer de la manera más saludable.

- Coma muchas verduras frescas que varían en color de verde, rojo, amarillo, naranja y morado. Las verduras de diferentes colores tienen diferentes nutrientes, lo que ayuda a su cuerpo a sentirse mejor, y comer diferentes colores cada día le proporciona la mejor variedad de nutrientes para el bienestar mental.

- Coma verduras que sean frondosas y crujientes porque proporcionan fibra que se une a las toxinas en su intestino y las elimina de su cuerpo a través de las heces.

- Evite los alimentos refinados y procesados o envasados tanto como sea posible ya que la mayoría de estos alimentos son ricos en carbohidratos y sales y tienen un mínimo de nutrientes esenciales.

- Los alimentos procesados también contienen una gran cantidad de aditivos y productos químicos que su cuerpo tiene que procesar. Estos aditivos son dañinos para su cuerpo y suponen una carga adicional para su hígado, causando una mayor toxicidad. Su cuerpo también tiene que usar demasiados nutrientes preciosos para procesar los aditivos, lo que significa que los alimentos procesados realmente roban a su cuerpo los nutrientes que ya tiene.

- Evite comer demasiados carbohidratos y azúcares simples, que causan desequilibrios de azúcar en la sangre y agotan las glándulas suprarrenales. Los azúcares simples y los carbohidratos también causan un rápido aumento de peso y tienen el menor valor nutricional. Si te llenas de carbohidratos, significa que comes menos de otros alimentos nutritivos.

"Deja que tu comida sea tu medicina y tu medicina sea tu comida".
-Hippocrates (460-377 B C)

Coma Más Proteína que Carbohidratos

Otro estabilizador crucial del estado de ánimo que encontré fue mantener mis **niveles de azúcar en la sangre estables** durante el día al comer más proteínas y carbohidratos complejos en cada comida, meriendas o snacks. Las proteínas (nueces, huevos, semillas, lentejas, pescado, pollo, suero lácteo, carnes, tofu, yogurt y brotes) y los carbohidratos complejos (legumbres, patatas, maíz, verduras y granos sin refinar) tardan más en digerir que los carbohidratos simples, por lo tanto proporcionando una liberación más lenta y estable de nutrientes en la sangre.

La mayoría de las personas consumen carbohidratos refinados / simples como tostadas, galletas o pasteles con café para el desayuno o los refrigerios, que causan un fuerte aumento en el nivel de azúcar en la sangre. El rápido aumento del azúcar en la sangre fuerza la producción de altas cantidades de insulina y hormonas suprarrenales, lo que provoca fatiga suprarrenal, como vimos en el capítulo "Las Glándulas Suprarrenales". Los picos rápidos de insulina también obligan a los niveles de azúcar en la sangre a caer extremadamente rápido y se vuelven innecesariamente bajos, haciéndolo sentir cansado, hambriento, ansioso o irritable a la mitad del día simplemente debido a la **hipoglucemia**. Las caídas en los niveles de azúcar en la sangre también hacen que desees comer snacks, galletas y este tipo de comida con más frecuencia, lo que hace que consumas alimentos poco saludables perjudicando así su salud.

Idealmente, su plato en cualquier comida debe consistir en 50 por ciento de vegetales verdes o mixtos, 30 por ciento de proteína y 20 por ciento de carbohidratos (arroz, pasta, papas, harina de maíz, etc.). También debe merendar proteínas como nueces y semillas durante el día para mantener estable el nivel de azúcar en la sangre.

- **Vegetales (50%)** - Col rizada, brócoli, guisantes de nieve, ensaladas, remolacha, pimientos, coles de Bruselas, espinacas, judías verdes

- **Proteína (30%)** - Pescado, Huevos, Pollo, Lentejas, Tofu, Garbanzos, Almendras, Nueces, Semillas, Quinua

- **Carbohidratos (20%)** - Arroz, Patatas, Polenta, Yuca, Boniatos

La Cafeína y Tu Bienestar

La cafeína estimula las glándulas suprarrenales sin proporcionarles ningún alimento. Como vimos en el capítulo " Tus Glándulas Suprarrenales", **la fatiga adrenal es una de las principales causas de ansiedad y depresión**. La cafeína también bloquea la acción de la adenosina, un químico cerebral que actúa como un sedante natural. Sin un sueño adecuado, la ansiedad y la depresión aumentan. La cafeína no solo se encuentra en el café, sino también en el té, ciertos refrescos, medicamentos y otros productos. Los tés y cafés descafeinados no son saludables para usted porque están hechos con procesos químicos sintéticos. Es mejor beber té de plantas (consulte el capítulo "Plantas Medicinales"), que como ya sabe, es más saludable para usted.

El Alcohol y Tu Bienestar

Pequeñas cantidades de alcohol son ACEPTABLES para algunas personas e incluso pueden ser saludables en ciertas condiciones, como el vino tinto, que puede ser beneficioso para la enfermedad cardíaca. En personas deprimidas o ansiosas, sin embargo, el alcohol desestabiliza fácilmente los niveles de cortisol y tiene un impacto negativo incluso en pequeñas cantidades. El alcohol agota vitaminas esenciales en el organismo, especialmente las vitaminas del grupo B que son cruciales para el bienestar emocional. El alcohol también interfiere con los procesos de tu hígado y los niveles de azúcar en sangre, causando desequilibrios químicos en la sangre y en tu cerebro. El exceso de alcohol interfiere con su capacidad para trabajar y puede exacerbar el estrés causado por motivos financieros, que a menudo son la principal causa de ansiedad. El consumo excesivo de alcohol también puede destruir su vida familiar y social, haciendo que tu camino hacia la recuperación sea mucho más difícil porque es posible que pierda el apoyo de las personas que realmente podrían ayudarlo.

Practique Ejercicios Regularmente

"¡Si hoy no tienes tiempo para la salud, tendrás que dedicar tiempo a la salud más tarde!"
- Desconocido

El ejercicio es una de las cosas más importantes que usted puede hacer para sentirse mejor. De hecho, sin ejercicio, las posibilidades de recuperación de muchas personas son mínimas, incluso si toman todos los suplementos y plantas prescritos en este libro. El ejercicio regular libera el impacto acumulativo que el estrés ha tenido en su cuerpo. El ejercicio regular aumenta la cantidad de endorfinas en la sangre. Las endorfinas son sustancias químicas que te hacen sentir bien. El ejercicio regular suave también restaura el equilibrio en las glándulas suprarrenales y los niveles de cortisol. Cuando estas amenazado o estresado, tu cerebro primordial necesita luchar o huir para liberar el estrés y sentir que ha superado la experiencia amenazante. **El ejercicio le proporciona al cerebro la sensación de estar luchando o huyendo del estrés**. Sin ejercicio, tu cerebro no responde de manera efectiva al estrés y permanece inconscientemente atrapado en un estado de estrés y ansiedad. Confía en mí, no querrás renunciar a una de las maneras más efectivas para mejorar tu estado emocional, sin importar qué tan incómodo resulte al comienzo.

Solía resultarme extremadamente difícil motivarme para hacer ejercicio. De hecho, no lo intentaría en absoluto, inventando excusas como "lo haré más tarde cuando realmente me apetezca hacer ejercicio", o "no me siento bien hoy", o "déjame terminar de escribir este libro y entonces comenzaré a hacer ejercicio". ¡Olvídalo! Cualesquiera que sean los sentimientos o pensamientos que le impidan ejercitarse, sepa que merece sentirse mejor. No permita que la postergación se interponga en tu camino. Si no intentas comenzar a ejercitarse ahora, siempre encontrará otra razón para no hacerlo, y antes de que caiga en cuenta, pasarán tres meses y estará deseando haber comenzado hace tres meses. Cuídese y notará cuán convincente puede llegar a ser para evitar la incomodidad del cambio de hábitos.

Si no tengo ganas de hacer ejercicio o si siento que realmente no tengo tiempo, me aseguraré de hacer algo que parezca ejercicio en mi rutina diaria. Por ejemplo, haré sentadillas de lunge hacia y desde mi ducha en la mañana, o haré un rápido conjunto de abdominales en la cama cuando me despierte o cuando estoy leyendo un libro. Me aseguraré de estirar mi cuerpo, hacer movimientos grandes o correr rápidamente en el lugar cada vez que estoy lavando la ropa, limpiando platos, colgando mi ropa o esperando a que mi comida se cocine. Todas estas pequeñas actividades mejorarán la circulación sanguínea, lo ayudarán a sentirse mejor y reducirán la resistencia de su cuerpo a comenzar el ejercicio regular.

Beneficios de la Relajación

A algunos de nosotros nos resulta muy difícil tomarnos un descanso y relajarnos porque nuestra mente subconsciente cree que necesita seguir haciendo lo que hace para sentirse segura y sobrevivir. De hecho, en algunos casos nuestros cerebros están tan conectados y cómodos realizando actividades de rutina que, de hecho, se sienten estresados si lo intentan y comienzan a relajarse. Tu mente podría pensar que no tiene suficiente tiempo, o que algo va a salir mal, o que no logrará lograr todo lo que desea en la vida. Esto es ridículo si observa el panorama de tu vida. La relajación está destinada a ser parte de su vida. De hecho, las personas que toman tiempo para relajarse son en realidad más productivas a largo plazo porque tienen más energía y crean nuevas conexiones cerebrales que les permiten ser más creativas.

Nunca me di cuenta del poder de la relajación hasta que me obligué a romper mis hábitos de un estilo de vida ocupado y simplemente tomarme un tiempo para divertirme. Si estas estresado o has experimentado un evento traumático del pasado, tomarte un tiempo para relajarte, de manera regular, ayuda al cerebro a superar tu creencia inconsciente de que todavía está bajo amenaza. Sin relajarte continuamente, tu mente permanece en un estado de hipervigilancia y continúa produciendo hormonas del estrés. Practique meditación, ejercicios físicos, juegos o escuche música, realice las actividades que solía disfrutar, camine en la naturaleza, reciba tratamientos como (masajes, Reiki, terapia Bowen, shiatsu, acupuntura), pinte, juegue con sus mascotas y pasar tiempo en buena compañía ayuda a evitar que su cerebro cree conexiones nerviosas insanas y estresantes. Ver la televisión, especialmente las noticias, **en realidad no relajará tu cuerpo** y, de hecho, puede cansar más a tu cuerpo debido a la atención constante que presta mientras está sentado inmóvil. Ver televisión también te impide ejercer o participar en actividades saludables. Si quiere ver televisión, elija comedias y programas inspiradores porque la risa y la inspiración liberan endorfinas en su cuerpo, lo que reduce el estrés y crea beneficios emocionales a largo plazo.

Hábitos Saludables para Dormir

Tu cuerpo está programado para descansar en un momento específico, y presionar tus límites como quedarse despierto hasta altas horas de la noche, lesiona las glándulas suprarrenales y otros órganos para que funcionen más allá de su capacidad normal. Evitar quedarse despierto hasta muy tarde y mantener los tiempos de sueño regulares fortalece las glándulas suprarrenales y estabiliza tus emociones. El capítulo "Insomnio" entra en más detalles sobre los patrones de sueño saludables, pero, si se saltó ese capítulo porque no tiene un problema con el insomnio, vale la pena recordar este punto clave: **Dormir bien depende de la hormona melatonina**, que es producido en grandes cantidades durante el sueño ininterrumpido y en completa oscuridad, así que asegúrate de que tu habitación esté completamente oscura por la noche y con la menor perturbación posible por ruidos. Use cortinas gruesas y quite las luces nocturnas o los despertadores con pantallas electrónicas. También retire los teléfonos móviles y electrodomésticos de su habitación porque emiten frecuencias electromagnéticas que evitan que su cerebro caiga en un sueño profundo.

Los Beneficios de una Rutina Regular

Tus **glándulas suprarrenales** son estimuladas para producir hormonas de acuerdo con diferentes actividades, que incluyen comer, dormir, hacer ejercicio y trabajar. En general, tus glándulas suprarrenales siguen un ritmo circadiano, produciendo cortisol en grandes cantidades a las 8:00 a.m. y 4:00 p.m. y reducen a su vez la producción de cortisol entre estos tiempos. Lo mejor es mantener actividades como las comidas, el sueño y el ejercicio a horas regulares del día para apoyar el ciclo natural de las glándulas suprarrenales. Las rutinas irregulares agotan las glándulas suprarrenales al obligarlas a reajustar constantemente su producción hormonal.

Espacios Ordenados y Saludables

¿Estás durmiendo en una habitación desordenada o tu casa es un desastre? ¿Hay carteles o imágenes negativas, caóticas o agresivas en sus paredes? Mantener un entorno de vida positivo, limpio, ordenado y sanador permite que la energía fluya libremente a través de tu espacio y beneficia directamente tu salud. Algunas personas tienen su trabajo de oficina en su habitación. Créeme, esto en realidad aumenta los niveles de estrés, incluso durante el sueño, porque nunca estás separado de la energía de tu trabajo.

Lea libros sobre **Feng Shui**, una antigua práctica que enseña sobre la organización de objetos en tu hogar para optimizar el bienestar. Coloque palabras positivas como amor, paz, alegría, amistad, riqueza, armonía, y citas inspiradoras e imágenes curativas de la naturaleza, cascadas, puestas de sol, etc., en sus paredes, armarios o refrigeradores para recordarle a tu cerebro paz, calma, tranquilidad, prosperidad y naturaleza. Algo tan simple como rodearse de escenarios curativos puede ayudar a tu salud emocional a largo plazo.

Tabaquismo y Salud Mental

Fumar interfiere con la respiración y reduce la cantidad de oxígeno que reciben tus células. Se necesita oxígeno para que tus células funcionen adecuadamente y para que tu cuerpo se sienta bien. El bajo nivel de oxígeno hace que tus células se enfermen y mueran con el tiempo. También te hace sentir más cansado y aumenta el nivel de toxinas en el organismo. Todos estos factores comprometen la salud de tus órganos y reducen la energía que tiene para hacer ejercicio, lo que te brinda menos posibilidades de recuperarte por completo.

Yoga

Me encanta el yoga porque te cambia física y emocionalmente y te brinda beneficios de salud duraderos. El tipo de yoga que encuentro más eficaz para la curación de la depresión se conoce como **Kundalini yoga**, que incorpora cantos especiales, posturas y técnicas de respiración para superar la enfermedad. Si encuentra un instructor de Kundalini Yoga en su área, empiece con él o ella, de otra forma cualquier otra clase de yoga también servirá de ayuda. He incluido a continuación una postura de yoga que uso para reducir el estrés. Se llama la pose de león, también conocida como Simhasana. Comience con esta postura y busque clases de yoga más formales cuando esté listo.

Simhasana

- Arrodíllate en el suelo con los dedos de los pies hacia atrás y cruza el tobillo derecho sobre la parte posterior del tobillo izquierdo. Siéntate sobre tu talón derecho para que la parte blanda detrás de tu área púbica descanse sobre tu talón.

- Coloca tus manos sobre sus rodillas y extienda sus palmas estirando los dedos tanto como sea posible.

- Abra la boca más y más hasta que esté completamente ancha. Luego saca la lengua lo más lejos posible y sigue tratando de aguantar más para llegar a la barbilla.

- A continuación, abra los ojos al máximo y continúe abriéndolos aún más, manteniendo los dedos y la boca abiertos. Una vez que tus ojos estén tan abiertos como puedas, mira la punta de tu nariz.

- Con todo estirado y abierto, inhale profundamente por la nariz y exhale por la boca emitiendo un sonido haaaa o rugido mientras exhala, dejando que el aire pase por la parte posterior de la garganta. Continúe respirando de esta manera mientras sostienes la postura durante al menos cinco minutos. Recuerda relajar los hombros y la frente mientras respires. Deténgase si se siente mareado.

- Para salir de esta postura relaja los ojos y las manos devolviendo la lengua a la boca. Contrate tomando algunas respiraciones muy calmadas. Practique esta postura dos veces al día, incluso más si lo desea, especialmente después del trabajo para aliviar el estrés.

Respiración Alterna de las Fosas Nasales

- Recomiendo la respiración alterna a casi todos los pacientes con los que trabajo. La respiración alterna de las fosas nasales, también conocida como anulom vilom pranayama, reduce el estrés, despeja su mente y revitaliza su sistema nervioso. Se promueve en todo el mundo como efectiva para la depresión, la ansiedad, el insomnio, la presión arterial alta, el asma, las alergias y otras enfermedades. Actualmente, miles de personas de todo el mundo usan esta técnica de respiración diariamente.

La Técnica de Anulom Vilom

- Antes de comenzar este ejercicio, asegúrese de estar cómodamente sentado, ya sea en una posición sentada con las piernas cruzadas, conocida en el yoga como posición de loto, o cómodamente en una posición sentada normal.

- Con el pulgar derecho, cierre la fosa nasal derecha y comience a inhalar desde la fosa nasal izquierda. Al mismo tiempo, coloque su índice y su dedo medio en el centro de su frente, donde está su tercer ojo.

- Al final de la inhalación, retire el dedo pulgar de la fosa nasal derecha, permitiendo que se abra, y cierre la fosa nasal izquierda con el anular y el meñique al exhalar, manteniendo el índice y el dedo medio apoyados en la frente.

- Exhale completamente y con calma por la fosa nasal derecha y con la fosa nasal izquierda cerrada.

- Luego, manteniendo cerrada la fosa nasal izquierda, inhala de manera completa y tranquila por la fosa nasal derecha.

- Al final de la inhalación, vuelva a mover los dedos, esta vez cerrando la fosa nasal derecha con el pulgar y soltando el anular y el dedo meñique de la fosa nasal izquierda.

- Exhale completamente y con calma a través de la fosa nasal izquierda con la fosa nasal derecha cerrada.

- Siga cambiando las fosas nasales de esta manera y respire durante aproximadamente cinco minutos. Si comienza a sentirse mareado o aturdido, deténgase inmediatamente, pero continúe con su próxima sesión más tarde durante el día. Puedes practicar Anulom Vilom hasta dos o tres veces al día, preferiblemente antes del atardecer.

- La secuencia de respiración puede sonar confusa al principio. Solo recuerde estas palabras mientras respira: Inhalo, Cambio, Fuera... Inhalo, cambio, salir... Inhalo, cambiar, salir... Esto significa que solo cambia de dedos después de inhalar y luego exhala después de cambiar los dedos.

Manos Como Calmantes de Ansiedad

Si estás atascado en un aeropuerto o en una situación difícil y estás ansioso o tienes un ataque de pánico, una manera rápida de encontrar alivio es poner una mano sobre tu abdomen debajo de tu ombligo y su otra mano sobre tu plexo solar. . Enfoque su mente en ambas manos mientras respira con calma. La clave de esta técnica es centrarse en dónde están tus manos. Su respiración se relajará y la gravedad de tu ansiedad se reducirá.

Para consultas personalizadas y videos de salud visita
health.drameet.com/esp

Homeopatía, Acupuntura, Asesoramiento, Psicoterapia, Plantas y Nutrición

"Las fuerzas naturales dentro de nosotros son los verdaderos sanadores de la enfermedad".
-Hipócrates

LA ENERGÍA CREA MATERIA, como ha sido explicado por la física cuántica. Esto también es válido para tu cuerpo. Tu cuerpo físico esta creado por vibraciones de energía que a su vez crea materia. Tu cuerpo físico también se ve afectado por las emociones porque las emociones emiten frecuencias energéticas, ya sea de carácter positivo o negativo. **Las emociones positivas fomentan procesos saludables** en tu cuerpo, como fortalecimiento de la función inmunológica, mejores estados de ánimo, menos dolor y una perspectiva más positiva de la vida. Cuando se ve afectado negativamente por un evento o tiene emociones negativas, **esas emociones negativas estresan todo tu cuerpo,** incluidos los órganos como las glándulas suprarrenales, el páncreas, el hígado, el sistema digestivo y la glándula tiroides, todo lo cual influye en el bienestar emocional a largo plazo.

Antes de hablar sobre los medicamentos energéticos y asesoramiento, es importante que comprendamos que tus emociones existen en forma de frecuencias y vibraciones energéticas dentro y alrededor de tu cuerpo. Rodeando tu cuerpo, tienes un campo energético o vibratorio llamado aura. Tus emociones existen como entidades vibratorias dentro de esta aura y también dentro de tus células. Estas vibraciones son las que percibes cuando alguien está enojado, triste o siente alguna otra emoción. Las auras son fenómenos bien aceptados que los científicos miden utilizando la cámara Kirlian y otros dispositivos avanzados. Algunas personas realmente ven y sienten auras con sus ojos y otros sentidos. La Dra. Barbara Brennan, física de la NASA, comenzó a usar su conocimiento en física cuántica para trabajar con la curación energética y escribió uno de mis libros favoritos, Hands of Light (Manos que curan), que describe de manera extraordinaria la conexión entre la energía, la materia, las auras, las emociones y las enfermedades.

Cuando las emociones o experiencias negativas permanecen durante mucho tiempo y sin resolverse, continúan teniendo una influencia negativa en tu cuerpo. Hablamos mucho sobre los efectos de estos patrones de retención emocional (EHP) en las glándulas suprarrenales en el capítulo "Los Efectos de las Experiencias Emocionales".

Las emociones no resueltas causan otros síntomas aparte de la depresión y la ansiedad, que incluyen:

- Úlceras en personas que experimentan continuo estrés,

- Migrañas en personas que han experimentado trauma o abuso sexual,

- Síndrome del intestino irritable y heces blandas en personas con ansiedad,

- Quistes ováricos y fibromas en algunas mujeres,

- Diferentes síntomas en diferentes individuos, dependiendo de su experiencia traumática y de su individualidad.

Después de resolver experiencias emocionales y patrones de pensamiento negativos, tu aura vibra de una manera mucho más saludable. **A medida que las emociones se resuelven cada vez más, es más fácil para usted recuperarse de la ansiedad y la depresión** porque el impacto causado por el estrés de las emociones negativas en tu cuerpo se reduce en gran medida, y las emociones positivas comienzan a tener una mayor influencia en tu cuerpo. Las emociones también afectan tu consciencia y la forma en que percibes el mundo. Al resolver las emociones en formas más saludables, comienza a desarrollar una visión positiva de la vida, se despega de los hábitos no saludables, desarrolla opciones de estilo de vida más saludables y es capaz de crear otros cambios positivos para usted. Con el tiempo, desarrolla una "espiral ascendente" de salud física y emocional.

Existen muchos remedios que ayudan a resolver las experiencias emocionales traumáticas y cambian los patrones emocionales de resistencia en tu aura y en tus células hacia formas vibratorias más saludables que tienen un efecto más positivo en su mente y cuerpo. Estos incluyen asesoramiento, psicoterapia, experiencias positivas, meditación, práctica del perdón y actitudes positivas. Los medicamentos energéticos como los remedios homeopáticos y los remedios florales de Bach también pueden ser útiles.

Los medicamentos convencionales son útiles para controlar los síntomas de ansiedad y depresión, pueden ser necesarios en tiempos de crisis. Sin embargo, simplemente **controlan** la respuesta química de tu cuerpo a las emociones difíciles sin **resolver** las mismas. No curan permanentemente las experiencias emocionales que existen como entidades vibratorias en tu aura y células y que continúan teniendo un impacto estresante en tu cuerpo. Por lo tanto, es esencial utilizar asesoramiento y terapias energéticas, incluso si usa medicamentos convencionales, para que puedas eliminar estas emociones de su campo energético y recuperarse más permanentemente. La medicación convencional puede ser como el yeso que se coloca en el hueso roto mientras el hueso se cura. No hay necesidad de mantener el yeso una vez que se haya completado el proceso de curación.

Asesoramiento y Psicoterapia

La psicoterapia y el asesoramiento implican la comunicación con un terapeuta para resolver las emociones difíciles. Le ayudan a identificar, procesar y liberar los eventos de tu vida que estén afectando a tu estado y comportamiento emocional actual. Los terapeutas también pueden darte consejos y ejercicios para ayudarte a desarrollar emociones más positivas y respuestas conductuales ante situaciones difíciles.

La programación neurolingüística (NLP), la Terapia Gestalt, la Técnica de Liberación Emocional (EFT), la desensibilización y el reprocesamiento por movimientos oculares (EMDR) y el coaching cuántico son algunas de las terapias que me gustan. Ayudan a transformar y liberar los patrones emocionales de resistencia y liberar tu mente, lo que proporciona a tus glándulas suprarrenales y a todo tu cuerpo un descanso del estrés crónico. Estas terapias también te ayudan a ser más auténtico, te permiten actuar con valentía desde tu verdad y te ayudan a realizar más cambios positivos en tu vida.

"Shelley" era una paciente mía que sufrió abusos sexuales cuando era una adolescente. Estaba extremadamente confundida acerca de la situación y trató de hablarle a su padre al respecto; sin embargo, él no estaba emocionalmente disponible. Como no tenía a nadie a quien acudir, Shelley vivió con mucha confusión y culpa durante muchos años. Ella no confiaba en las personas y siempre interactuaba con ellas de una manera superficial, ocultando su vergüenza y confusión. Esto afectó la autoestima y las interacciones sociales de Shelley. Fue solo cuando vino a verme que estuvo en una situación que le permitió expresar su confusión frente a alguien (al terapeuta) y **creamos un espacio seguro** para que ella procesara su culpa y todas las emociones mixtas y de confusión que acompañan al abuso sexual.

Después de consultar conmigo durante varias semanas, Shelley comenzó a confiar en su juicio interno y comenzó a interactuar con las personas con mayor autoconfianza. Le resultó más fácil dejar las relaciones no saludables porque tenía más autoestima. Con el regreso de su autoestima, toda la perspectiva de vida de Shelley comenzó a cambiar, y se sintió más aceptada por las personas. Sin terapia, Shelley estaría atrapada en patrones poco saludables sin siquiera reconocer por qué no podía controlarlos.

El Aura, Medicina Energética y Tu Cuerpo

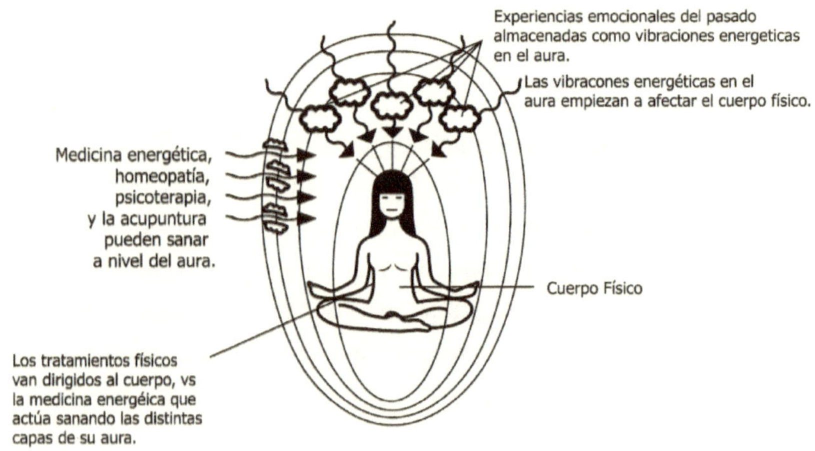

Todos tienen la capacidad de cambiar sus emociones, sin importar las experiencias que hayan vivido. La terapia le ayuda a desarrollar la claridad emocional y la capacidad de recuperación para que pueda cuidarse mejor y crear una mejor calidad de vida. Si desea sesiones de asesoramiento, me complacerá verlo personalmente o por sesiones de Skype, que puede solicitar a través de mi sitio web www.drameet.com.

Para consultas personalizadas y videos de salud visita
health.drameet.com/esp

Homeopatía

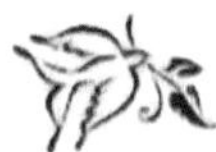

La ciencia y la sabiduría antigua han creado medicinas que interactúan con nuestras frecuencias energéticas para transformarlas en frecuencias más saludables o más positivas. Estas formas de medicina se conocen como medicina vibracional, y los tipos más comunes son los medicamentos homeopáticos y los remedios florales de Bach. La homeopatía, reconocida por la Organización Mundial de la Salud, es un sistema de medicina que se desarrolló en Alemania y utiliza sustancias altamente diluidas administradas en dosis muy pequeñas para estimular la propia capacidad del cuerpo para curarse a sí mismo.

La homeopatía se basa en los principios de "lo similar cura lo similar" o la "Ley de **Similitud**", que establece que una enfermedad o afección mental en una persona se puede curar con una sustancia que produce síntomas similares en personas sanas cuando se administra la sustancia en cantidades grandes o tóxicas. La belleza de la homeopatía es que sana los patrones de retención emocional de forma más permanente y también se usa para tratar los traumas emocionales que ocurrieron en el pasado. La homeopatía le proporciona una cura a largo plazo en lugar de suprimir los síntomas de la enfermedad.

"Es más importante saber qué tipo de persona tiene una enfermedad que saber qué tipo de enfermedad tiene una persona".
—*Hipócrates (460-377 BC)*

Diferentes personas reaccionan de manera diferente a los eventos de su vida y, por lo tanto, desarrollan síntomas emocionales diferentes y únicos. La homeopatía usa estos **síntomas únicos e individuales** para determinar qué remedio funcionará mejor para su estado emocional individual. La belleza de este enfoque individualizado es que se dan remedios muy precisos y, por lo tanto, son más efectivos para sanar su condición. A continuación, describo algunos remedios y sus síntomas emocionales únicos. Muchos de estos remedios también se pueden usar para resolver cualquier estrés o experiencia traumática que haya sucedido en el pasado.

"Mary" creció en un hogar con padres separados, su madre tenía un nuevo novio en el cual vivía. Su madre estaba tan preocupada tratando de complacer al nuevo novio que a menudo descuidaba las necesidades emocionales de Mary. Mary se sintió aislada de su madre, y el novio no trató muy amablemente a Mary. El abandono fue muy doloroso para Mary, por lo que se volvió más triste e introvertida día tras día. Como no podía confiar en que nadie la cuidara emocionalmente, incluso se alejó socialmente de otros niños en la escuela. Con el tiempo, como adulta, nunca podía interactuar libremente con otras personas y se encontraba llorando fácilmente cada vez que estaba sola.

Estos síntomas de abstinencia social, llanto frecuente cuando se está solo y sentirse descuidado por un padre o por algún ser querido, están típicamente asociados con el remedio homeopático Nat-mur. Nat-mur también es excelente para la curación de experiencias traumáticas derivadas de la separación de seres queridos, incluidas rupturas de relaciones. Después de varias semanas de usar Nat-mur 200c, el llanto de Mary había disminuido y se sentía menos aislada. Su autoconfianza aumentó, y comenzó a abrirse y a compartir con otras personas, finalmente se encontró a sí misma en una relación estable en la que era feliz. El remedio homeopático correcto tiene el poder de resaltar la forma más saludable de su personalidad y también elimina los efectos negativos de los traumas emocionales.

Arsenicum Album (Ars) es para personas que se sienten inseguras, ansiosas, que a menudo están preocupadas por los miembros de su familia y por la estabilidad financiera. A menudo se sienten peor estando solos, especialmente de noche, y se sienten mejor en compañía. Los signos típicos de las personas que necesitan Arsenicum Album, son aquellos que tienen miedo a la muerte, a que les roben, a estar enfermos, que algo malo les esté sucediendo a sus seres queridos y temen la pobreza. Pueden ser perfeccionistas, siempre están ordenando cosas, lo que les da una falsa sensación de control. Traté a un paciente con un trastorno obsesivo-compulsivo que siempre limpiaba la casa y tenía un gran temor de que su familia estuviera contaminada por gérmenes y por la suciedad (su miedo a que algo les sucediera a sus seres queridos). Después de un tratamiento ella literalmente transformó su vida y se convirtió en una persona mucho más tranquila a quien su esposo podía tolerar mucho mejor.

Natrum Muriaticum (Nat-mur) es uno de los remedios más útiles para la depresión después de una pérdida, traición o ruptura de una relación. Las personas que necesitan Nat-mur lloran por un largo tiempo e internalizan su dolor. Son sensibles, les desagrada hablar de sus emociones, no lloran abiertamente, prefieren que los dejen solos y no les gusta que los consuelen. Debido a que internalizan su dolor, sienten resentimiento hacia otros que los han lastimado y con frecuencia sienten desconfianza. En privado, lloran mucho y a menudo lloran cuando escuchan música. Las personas que necesitan Nat-mur a menudo son personas que parecen demasiado responsables.

Aurum Metallicum (Aur) es un remedio homeopático hecho de oro. Las personas que necesitan aurum se sienten deprimidas, solitarias, inútiles o vacías, a menudo después de una gran pérdida o aflicción. Debido a esta sensación de inutilidad y soledad, son muy sensibles a las críticas y temen ser inútiles. A menudo tienen pensamientos suicidas o han intentado suicidarse. También tienden a sufrir mucha culpa, vergüenza o remordimiento, y tienden a culparse a sí mismos. Estas personas en ocasiones han tenido grandes expectativas para sí mismos y por algún motivo fracasaron, o cometieron un error en sus vidas, lo que les llevó a culparse a sí mismos, a sentirse culpables, sensación de inutilidad y depresión. Las personas que necesitan Aurum también rezan mucho, a veces de manera obsesiva.

Calcarea Carbonica (Calc) es para personas abrumadas por el trabajo o la preocupación y el estrés, lo que las lleva al agotamiento, la depresión y la confusión. Estas personas suelen ser trabajadores responsables y duros que han asumido demasiado trabajo y se han saturado. En su estado de agotamiento o estrés, generalmente sienten confusión, desaliento, ansiedad, autocompasión, depresión, melancolía, llanto, pensamiento lento y ansiedad sobre el futuro, especialmente sobre su salud o seguridad laboral. Tienen dificultad para escuchar sobre las cosas malas que le suceden a los demás y se ven fuertemente afectados cuando escuchan malas noticias. A menudo sienten frío con mucha facilidad.

Ignatia es un gran remedio para usar después de que alguien ha sufrido conmoción, decepción, rechazo, desamor o humillación. Sufren de ansiedad mezclada con depresión y miedo, a menudo contienen sus lágrimas, mantienen sus sentimientos dentro cuando están cerca de las personas y lloran mucho cuando están solos.

Pueden suspirar mucho, bostezar o sentir un nudo en la garganta. Muchos también se vuelven demasiado sensibles y enojados si se sienten en contra de alguien, principalmente porque tienen muchos sentimientos vulnerables encerrados en su interior.

Kali phosphoricum (Kali-Phos) es uno de los mejores remedios para el agotamiento nervioso. Es para personas que han trabajado demasiado o que sufrieron un estrés emocional prolongado y continuo. Están tan quemados que ya no pueden concentrarse, lo que les hace perder la confianza y sentirse aún más abrumados, nerviosos y deprimidos. Sus nervios son tan crudos que pueden llegar a ser demasiado sensibles al ruido, a la luz y pueden sufrir de insomnio. Las personas en este estado también necesitan apoyo suprarrenal, como vitaminas del grupo B y plantas nutritivas para las glándulas suprarrenales.

Nux Vomica (Nux-v) es especial para personas irritables. Se molestan o se enojan fácilmente, especialmente con asuntos comerciales o si las cosas no están en su lugar correcto. Nux-v es también un excelente remedio para desintoxicar el hígado y aliviar el estreñimiento crónico, que también afecta la salud emocional.

Phosphoricum acidum es un gran remedio para el agotamiento suprarrenal y la depresión debido al estrés emocional, la ruptura de relaciones o el exceso de trabajo. Las personas que necesitan phosphoricum acidum son indiferentes, especialmente a las actividades que normalmente disfrutarían, y a los miembros de la familia. También les resulta difícil comunicarse con claridad y sufren de mala memoria, fatiga y falta de concentración. El ácido fosfórico también ayuda a las personas que pierden su cabello o cuyo cabello se pone gris / blanco después de un período de dolor, miedo y estrés.

Pulsatilla ayuda a las personas que están deprimidas, llorosas, necesitadas y que necesitan ser consoladas. Se compadecen de ellos mismos o se sienten mejor cuando la gente los aprueba y, a veces, pueden sentirse pegajosos o quejumbrosos. A menudo se sienten mejor con aire fresco, después de llorar o después de consolarse.

Sepia es un gran remedio para las mujeres que sufren problemas emocionales debido a desequilibrios hormonales. Sepia es también para personas que están deprimidas y desgastadas, generalmente por exceso de trabajo. Se vuelven apáticos con los miembros de la familia y hacia las actividades que les gustaban. Prefieren quedarse solos y pueden enojarse si alguien trata de consolarlos. A menudo son irritables con personas cercanas, especialmente con sus parejas.

Staphysagria es ideal para aquellos que se callan o se deprimen después de suprimir su ira y emociones después de ser humillado, criticado o decepcionado. Sufren de mucha vergüenza y falta de confianza en sí mismos, y son muy sensibles a las críticas. A menudo parecen muy agradables; sin embargo, son propensos a episodios de irritabilidad debido a la ira reprimida.

Existen muchos otros remedios homeopáticos que son útiles para el dolor emocional. Es vital observar los síntomas individuales y comprender a la persona por completo para seleccionar el remedio adecuado. Los médicos homeópatas y naturópatas están bien entrenados para observar otras características únicas de una persona que les da un sentido más profundo sobre el conjunto de remedios necesita una persona. Siempre uso medicamentos homeopáticos en personas con problemas emocionales, y recomiendo ver a un médico homeópata o naturópata para esto. También puede consultar conmigo a través de mi sitio web www.drameet.com.

Para consultas personalizadas y videos de salud visita
health.drameet.com/esp

Remedios Florales de Bach

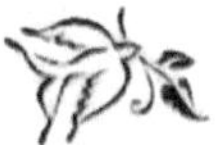

Desarrollado por el Dr. Edward Bach, los remedios florales de Bach son medicamentos homeopáticos hechos de esencias florales especiales. Los remedios florales de Bach curan problemas emocionales sin suprimir las emociones, ya que resuelven los patrones de retención emocional y transforman las frecuencias de energía en el aura y en el cuerpo en vibraciones más saludables. Existen más de treinta flores de Bach diferentes para diferentes estados emocionales como la culpa, la ansiedad, el miedo, los celos, la ira, la irritabilidad, la depresión, el anhelo por el pasado, el agotamiento, estados de shock y muchas otras emociones. Estos remedios pueden ayudarte a recuperarte emocionalmente y de una manera más rápida, manejar mejor las situaciones emocionales y sentir que tienes una mejor visión de la vida.

Siempre uso remedios florales de Bach para paciente con problemas emocionales porque alivian significativamente las emociones difíciles mientras la persona está trabajando para corregir su dieta y hacer cambios en su estilo de vida. También uso las flores de Bach incluso cuando alguien está tomando un remedio homeopático específico porque cubren una amplia gama de emociones y ayuda a la persona a sanar mucho más rápido. He enumerado algunos remedios de flores de Bach que puedes usar en combinación (un máximo de cinco remedios a la vez) entre sí o por separado para cualquier emoción difícil que pueda experimentar. También puede completar el formulario de flores de Bach en mi sitio web para encontrar la mejor combinación de **remedios para usted**.

Remedios Florales de Bach para la Ansiedad

Agrimony es buena para usted si se muestra una cara valiente o alegre a pesar de las dificultades emocionales. Debajo de la cara valiente, es probable que estés angustiado, ansioso y pueda permanecer despierto por la noche con pensamientos estresantes.

Aspen es para personas que están nerviosas o ansiosas, tienen una sensación de temor, aprensión o anticipación cuando no existe un problema en particular que les cause miedo. Es efectiva si tiene miedos y preocupaciones inexplicables por razones desconocidas.

Cerato es para personas que dudan de su propio juicio y de su capacidad para tomar decisiones. Piden a otras personas sus opiniones u orientación antes de tomar una decisión. Cerato es excelente si cuestionas mucho tus decisiones, has perdido la confianza en tus propias elecciones y necesitas la seguridad de los demás sobre tus elecciones.

Cherry Plum es para personas que temen perder el control de su mente y cuerpo. Tienen conductas compulsivas o impulsivas que saben que están equivocadas, pero les resulta difícil controlar sus acciones. A veces temen lastimarse a sí mismos u otras personas y sienten que tienen que esforzarse mucho para controlar sus pensamientos, emociones y acciones.

Crab Apple es para personas que se sienten avergonzadas por algo que han hecho o por algo sobre su cuerpo. Se usa si uno se siente sucio o contaminado por algo, a menudo después de haber hecho algo mal o después de haber sido abusado. Encuentro que Crab Apple también te ayuda si sufres de auto-abuso, anorexia, auto-mutilación, o si te encuentras preocupado por pequeños problemas físicos como granos o imperfecciones.

Elm es excelente para ti si te sientes abrumado, agotado o en pánico con tus responsabilidades porque te has tomado demasiados compromisos o hay demasiadas cosas con las que lidiar, y sientes que ya no puedes soportarlo.

Larch es un gran remedio para mejorar la autoconfianza. Larch es bueno si te falta confianza en tus propias habilidades aun cuando eres capaz de hacer las cosas, o si no lo intentas porque temes fallar. También es un buen remedio si a menudo te sientes inferior a otras personas y crees que son más capaces que tú.

Mimulus es ideal para personas que son tímidas y temen problemas específicos, como la oscuridad, las arañas, el miedo escénico, las reuniones sociales, los animales, el vuelo, la confrontación, la pobreza, etc., en comparación con Aspen, que es para las personas que sufren de miedos desconocidos.

Olive es ideal para recuperarse del agotamiento o si no le queda vitalidad porque ha pasado por muchas enfermedades crónicas, exceso de trabajo, divorcio, estrés financiero u otras formas de estrés crónico. Olive es ideal tanto para la ansiedad como para la depresión porque ayuda a que las glándulas suprarrenales se recuperen más rápido.

Pine se usa para personas que se sienten culpables y que a menudo se culpan a sí mismas. Ayuda a romper el ciclo de la culpa y a superar comportamientos limitantes que son el resultado de la culpa y la auto-culpa. La culpa inhibe la recuperación de la depresión porque es una emoción estresante que perpetúa el agotamiento suprarrenal.

Red Chestnut es para personas que están ansiosas y demasiado preocupadas por los demás, especialmente por su familia. Temen que algo malo le suceda a un miembro de la familia. Red Chestnut es bueno para los padres que sufren de ansiedad porque se preocupan mucho por sus hijos.

Rock Rose se usa si has experimentado algo aterrador en tu vida, como un accidente, trauma o abuso que ha dejado a alguien propenso a la ansiedad. Es un buen remedio para usar si sufres o si alguna vez sufres de terror extremo, pesadillas, pánico o te vuelves histérico.

Scleranthus es un gran remedio para la indecisión, la incertidumbre y la vacilación. Es para personas que no pueden decidirse y pueden experimentar angustia cuando se ven obligadas a tomar una decisión. Estas personas a menudo sufren de cambios de humor extremos y ni siquiera están seguros de cómo se sienten acerca de las situaciones en la vida.

Star of Bethlehem es un remedio para el shock y se usa para las emociones que se derivan de un evento traumático o un dolor significativo que conmocionó a la persona. Aunque el trauma pudo haber ocurrido hace mucho tiempo, a menudo utilizo Star of Bethlehem en la mayoría de las personas porque muchas personas han experimentado algún tipo de shock en su vida. Las personas que experimentan traumas a menudo compensan su comportamiento porque la mente no responde por completo al evento traumático. Esta compensación a menudo conduce a la ansiedad y la depresión.

Sweet Chestnut es un remedio precioso para usar cuando sientes una profunda desesperación y has alcanzado tus límites de soportar una determinada situación. Es posible que tengas mucha angustia y miedo y que sientas al borde de tus capacidades. Sweet Chestnut calma la angustia mental y te ayuda a sentir esperanza. Sweet Chestnut también es ideal para la depresión, y describo más acerca de esto a continuación en la sección "Remedios Florales de Bach para la Depresión".

Walnut ayuda a las personas a deshacerse de las relaciones no saludables y de los apegos pasados, superar los cambios y comenzar un nuevo ciclo de una manera saludable. El cambio podría ser un matrimonio, el divorcio, encontrar un nuevo trabajo, cambiar de escuela o algún otro cambio en la vida. Walnut facilita su transición en la vida y le ayuda a sentir menos estrés y ansiedad.

White Chestnut reduce la angustia mental que proviene de pensamientos no deseados, intrusivos o repetitivos y también puede ser útil en la paranoia y la esquizofrenia. White Chestnut alivia los argumentos mentales o las preocupaciones constantes que ocupan su mente. También es un buen remedio para usar si tiene problemas para dormir por preocuparse demasiado.

Remedios Florales de Bach para la Depresión

Gentian ayuda a las personas a recuperarse de las decepciones y los fracasos de la vida. Ayuda a las personas que se sienten desanimadas y dudan de su capacidad para tener éxito después de un contratiempo en la vida. La depresión puede provenir de la decepción y es menos probable que las personas deprimidas intenten tener éxito otra vez, lo que las deprime aún más porque se sienten decepcionadas por su incapacidad para volver a intentarlo.

Gorse es un gran remedio para la depresión, especialmente cuando alguien tiene ganas de rendirse y tiene una sensación de desesperación. Gorse es para personas que han perdido la esperanza y no para ellos no tiene sentido volver a intentarlo. Gorse anima a las personas a tener esperanzas de nuevo, lo que a menudo es el primer paso que algunas personas necesitan para salir de la depresión.

Honey Suckle es para personas que viven en el pasado en lugar de centrarse en el presente. Este es un remedio para las personas que lamentan el pasado, se detienen en viejas pérdidas o han perdido a alguien que aman profundamente. Ayuda a las personas a alejarse de la pérdida y el recuerdo y les ayuda a involucrarse más en su vida actual.

Hornbeam es para personas que sienten cansancio y laxitud y se callan porque la idea de comenzar cualquier tarea es demasiado dominante para ellos. Este es a menudo el caso en la fatiga suprarrenal, donde su cuerpo no puede reunir la voluntad para seguir adelante, y la postergación y la apatía son sus tendencias comunes.

Mustard es el remedio definitivo para la depresión típica que las personas a menudo describen como una nube oscura sobre su cabeza. Las personas que necesitan Mustard a menudo experimentan tristeza, falta de alegría, un sentimiento de depresión y tristeza crónica, generalmente por razones desconocidas – no pueden decir por qué se sienten deprimidos, y su depresión se levanta repentinamente y regresa sin motivo aparente.

Sweet Chestnut es útil si sientes una profunda sensación de desesperación y angustia mental, pensando que no hay forma de salir de tu depresión. Este estado puede ser muy atormentador, y puede sentir que su alma está sufriendo profundamente. Sweet Chestnut alivia la angustia mental y te da la fuerza para esperar cambios positivos y ver la esperanza aún en momentos de desesperación.

Willow es para personas que sienten lástima de sí mismas y viven con sentimientos de resentimiento. Sienten que la vida les ha sido injusta y que otros se han beneficiado sin merecerlo. Les molestan los éxitos de otros porque sienten que son ellos quienes deberían haber tenido éxito. Willow ayuda a las personas a alejarse del resentimiento y la autocompasión hacia la aceptación de que los demás también pueden ser exitosos.

Si desea saber qué remedios de flores de Bach le ayudarán, complete el cuestionario de flores de Bach en mi sitio web www.drameet.com y envíelo por correo electrónico para que sea revisado. Normalmente recomiendo un máximo de 5 remedios a la vez para que sean más efectivos.

Acupuntura y Medicina China

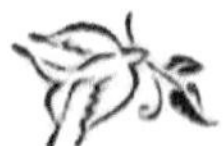

De acuerdo con la Medicina Tradicional China (TCM), su cuerpo tiene meridianos que permiten que la energía vital (Qi) circule por todo tu cuerpo. El Qi conecta cada órgano de tu cuerpo para que la salud de un órgano afecte a todos los demás órganos. Si un órgano no es saludable, todos los demás órganos se ven afectados así como tus emociones.

Combinando tus signos físicos con tus síntomas emocionales e historial emocional, un médico TCM identifica el órgano que está más desequilibrado y utiliza tratamientos como la acupuntura y las plantas medicinales para ayudarlo a sanar tanto a nivel físico como mental. He cubierto algunas imágenes de TCM de ansiedad y depresión y he enumerado diferentes puntos de acupuntura utilizados para tratar estas imágenes únicas.

Estancamiento del Qi del Hígado

La persona está deprimida, suspira mucho, se enoja fácilmente, puede tener dolores de cabeza y también puede tener problemas digestivos como gases, hinchazón o estreñimiento. Las mujeres con esta afección probablemente tendrán menstruaciones dolorosas, coágulos menstruales y sensibilidad mamaria previa a la menstruación. Los puntos de acupuntura comúnmente puncionados son Hígado 3, Hígado 14, Vejiga urinaria 18 y Estómago 36.

Flema y Estancamiento del Qi

La persona generalmente está deprimida, triste, llora, suspira, se preocupa mucho y tiene poco apetito. Los puntos de acupuntura comúnmente utilizados son Hígado 3, Intestino grueso 4, Vejiga Urinaria 15, Vejiga Urinaria 18, Vejiga Urinaria 20, Bazo 6, Bazo 9, Estómago 36, Estómago 40 y Corazón 7.

Deficiencia de Qi en el Bazo con Flema / Humedad

La persona se siente deprimida, habla muy poco, se preocupa excesivamente, tiene una sensación de atascamiento o un "nudo" en la garganta y tiene deposiciones sueltas o blandas. Los puntos de acupuntura comúnmente utilizados son Bazo 9, Vejiga Urinaria 20, Estómago 36, Estómago 40 y Corazón 7.

Deficiencia de Yin del Corazón con Deficiencia en el Bazo

La persona está deprimida, similar a una persona con deficiencia de Qi del bazo, pero también tiene insomnio y posiblemente palpitaciones. Los puntos de acupuntura comúnmente utilizados son Corazón 7, Vejiga urinaria 15, Vejiga urinaria 20, Bazo 6, Bazo 9 y Estómago 36.

Deficiencia de Yin con Calor Vacío

Esto generalmente se manifiesta cuando alguien ha trabajado demasiado durante mucho tiempo o ha tenido años de problemas emocionales. La persona se sobresalta fácilmente, habla mucho, se molesta fácilmente, tiene insomnio, es probable que tenga palpitaciones, se siente acalorado con facilidad, suda por la noche y con frecuencia tiene sed. Los puntos de acupuntura comúnmente utilizados son Vejiga Urinaria 15, Hígado 3, Vejiga Urinaria 23, Riñón 6, Riñón 3, Bazo 6, Pericardio 6, Vaso Concepción 4 y Corazón 7.

Deficiencia de Sangre en el Hígado

La persona está deprimida, puede tener problemas para conciliar el sueño o se despierta alrededor de las 1-3 a.m., es probable que tenga estreñimiento, menstruaciones escasas y posibles dolores de cabeza en las sienes. Los puntos de acupuntura comúnmente utilizados son Hígado 3, Hígado 8, Hígado 14, Estómago 36 y Bazo 6.

Si cree que podría beneficiarse de la acupuntura, consulte a un profesional cualificado para analizar tus síntomas en detalle.

Para consultas personalizadas y videos de salud visita
health.drameet.com/esp

Suplementos Alimenticios

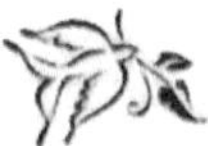

Hay miles de suplementos nutricionales recomendados para la salud emocional. ¿Cuáles elegir? He discutido la mayoría de ellos aquí para que entiendas mejor cómo ayudan al funcionamiento de tu organismo. Para la mayoría de mis pacientes, además de recuperar la salud de tu intestino y recomendarles el ejercicio regular, generalmente tengo un éxito confiable con un buen **complejo de vitaminas B, aceites de pescado,** plantas como **Rhodiola** para restaurar la función de las glándulas suprarrenales y cardo mariano para desintoxicar y proteger tu hígado

Si un paciente tiene incluso una deficiencia leve de vitamina D de acuerdo con las pruebas de laboratorio, siempre lo suplemento con **vitamina D** y le animo a tomar el sol y hacer ejercicio tanto como sea posible. Si tienes problemas para dormir, considera limpiar tu hígado y usar melatonina o 5-HTP junto con acupuntura o una terapia corporal conocida como terapia Bowen, que resulta increíble para restablecer la armonía metabólica. Un Naturópata o nutricionista puede recomendarle suplementos adicionales en función de sus necesidades individuales.

Asegúrate de comprar productos de buena calidad en tiendas de alimentos saludables o médicos naturopáticos. La mayoría de las marcas de supermercados no son lo suficientemente fuertes. La página de productos de mi sitio web tiene algunos de los mejores suplementos nutricionales en los que confío. También he enumerado las fuentes de alimentos de cada nutriente para que pueda obtener la mayoría de sus nutrientes a través de los alimentos.

El Calcio calma los nervios. La deficiencia de calcio se ha relacionado con un aumento de la ansiedad, la irritabilidad, la depresión y el insomnio. Las palpitaciones del corazón también se asocian con la deficiencia de calcio. Los alimentos ricos en calcio incluyen productos lácteos; pescado (pez huesudo); nueces; almendras; espárragos; avena; frijoles; melaza; vegetales verdes como brócoli, hojas de mostaza, hojas de nabo y col rizada; té de ortiga; paja de avena y las algas. Las personas que son alérgicas a los productos lácteos pueden descubrir que desarrollan signos de ansiedad cuando evitan los productos lácteos y necesitarán suplementarse con sustitutos de los alimentos. La absorción de calcio también **depende de la vitamina D**, así que asegúrese de obtener suficiente vitamina D a través de la luz solar y otros alimentos.

La Colina (fosfatidilcolina) es un ácido graso que produce la acetilcolina, un neurotransmisor que ayuda a la **transmisión de impulsos nerviosos** en el cerebro. La colina mejora la memoria, el estado de ánimo y la concentración. Los niveles reducidos de colina se han relacionado con niveles más altos de ansiedad. La colina se encuentra comúnmente en la lecitina, que se encuentra en alimentos como la yema de huevo, los productos de soya, la lechuga, la coliflor, las papas, los cacahuetes y la leche entera. La lecitina también se produce en su cuerpo con la ayuda de la vitamina B6.

El Folato es requerido para la producción de **energía** en su cerebro. Las personas que son deficientes en folato a menudo experimentan fatiga, irritabilidad, ansiedad, insomnio, falta de apetito, falta de motivación y también depresión. Las fuentes de folato incluyen pollo, cordero, lentejas, salmón, atún, trigo integral, frijoles, granos integrales, guisantes, vegetales de hoja verde y fruta.

GABA (Ácido Gamma Aminobutírico) es uno de los neurotransmisores más importantes en su cerebro, que reduce la ansiedad, promueve el sueño y ayuda con la toma racional de decisiones. Los bajos niveles de GABA están directamente relacionados con la ansiedad. La **Vitamina B6** es crucial en la producción de GABA, así que considere aumentar la vitamina B6 antes de suplementarse con GABA, ya que podría tener una deficiencia de vitamina B6 que a su vez causa deficiencia de GABA.

El Yodo es importante para producir hormonas tiroideas, que juegan un papel importante en la salud mental. Es importante verificar si tiene deficiencia de yodo antes de suplementarse, de lo contrario, puede tener niveles elevados de yodo. Un profesional de la salud calificado lo ayudará a determinar si tiene deficiencia de yodo o no. Las algas marinas son fuentes típicas de yodo. **La soya inhibe** la absorción del mismo.

El Inositol mejora los efectos de la serotonina y se ha demostrado que disminuye los síntomas de la depresión, los ataques de pánico y el trastorno obsesivo-compulsivo. También ayuda con el crecimiento del cabello y la reducción del colesterol. Las fuentes comunes de inositol incluyen hígado, levadura de cerveza, carnes, plátanos, pomelos, naranjas, pasas, soja, legumbres, germen de trigo, melaza sin refinar, arroz integral, copos de avena, cacahuetes, huevos y repollo.

L-Glutamina es un aminoácido esencial para la producción de GABA. La glutamina también proporciona energía a su cuerpo, sus células intestinales y su cerebro, y mejora la claridad mental, la concentración y el enfoque. Hablamos sobre el beneficio de la glutamina en **sanando sus intestinos** en el capítulo sobre "Tu Sistema Digestivo". Debido a que la serotonina también se produce en el intestino, la recuperación de tu intestino con glutamina aumenta la producción de serotonina. Las fuentes de alimentos que contienen glutamina incluyen espinacas, carne de res, pollo, semillas de sésamo, perejil, repollo, remolacha y semillas de girasol.

L-Teanina estimula la producción de GABA y mantiene relajada la actividad cerebral en el estado de alerta conocido como el estado alfa, que mejora la claridad mental, el enfoque, el estado de alerta y la memoria. La Teanina ayuda a tu cuerpo a sobrellevar la ansiedad, el estrés y protege tus glándulas suprarrenales del estrés. La Teanina también te ayuda a dormir más profundamente y se encuentra comúnmente en el **té verde**, lo que le da su efecto calmante.

El Magnesio **relaja** los nervios y los músculos, es excelente para la ansiedad. Los alimentos que contienen magnesio incluyen lácteos, pescado, carne, aguacates, plátanos, arroz integral, nueces, semillas de calabaza, semillas de girasol, semillas de sésamo, cereales, vegetales de hoja verde y lentejas.

Norepinefrina: los niveles bajos de norepinefrina están asociados con la depresión, y los niveles excesivamente altos causan **insomnio**. Ciertos alimentos como pollo, plátanos, sandía, manzanas, pescado y productos lácteos aumentan la producción de norepinefrina en su cuerpo.

Los Ácidos Grasos Omega-3 están altamente concentrados en el cerebro y son probablemente uno de los nutrientes más importantes para el bienestar emocional. Numerosos estudios demuestran que la suplementación con ácidos grasos omega-3 reduce la depresión, la ansiedad, la esquizofrenia y otros problemas emocionales. Los ácidos grasos Omega-3 también disminuyen la **inflamación** y reducen el riesgo de enfermedades crónicas. El ácido alfa-linolénico (ALA), el ácido eicosapentaenoico (EPA) y el ácido docosahexaenoico (DHA) son las formas principales de los ácidos grasos omega-3, y la EPA y el DHA proporcionan la mayor cantidad de beneficios para la salud. El ALA se convierte en pequeñas cantidades de EPA y DHA en el cuerpo y se encuentra principalmente en las semillas de lino, las semillas de calabaza, las nueces, los granos y las verduras de hoja verde.El EPA y el DHA se encuentran naturalmente en peces de aguas frías como el salmón, la caballa y el atún.

Fosfatidilserina es una molécula de grasa que **reduce el cortisol** en su cuerpo. Es excelente cuando los niveles elevados de cortisol debido al estrés suprarrenal causan ansiedad, depresión e insomnio.

El Selenio es un antioxidante importante que mejora la inmunidad y ayuda a la **glándula tiroides.** La deficiencia de selenio está fuertemente correlacionada con los patrones de humor negativos y debe considerarse en la depresión y la ansiedad, especialmente debido a su función en la tiroides. El selenio se encuentra en el pescado (especialmente mariscos), arroz integral, pollo, productos lácteos, alfalfa, semillas de hinojo, ginseng, mantequilla, melaza, ajo, hígado, nueces de Brasil, algas marinas y semillas de girasol.

S-adenosilmetionina (SAM-E) es un aminoácido comúnmente utilizado para aumentar los niveles de neurotransmisores de serotonina, dopamina y melatonina. SAM-E también produce glutatión, un antioxidante que protege su hígado. SAM-E se descompone en homocisteína, que es tóxica e inflamatoria si se acumula en su cuerpo en grandes cantidades, por lo que siempre debe complementarla con **vitamina B6, vitamina B12** y **folatos.**

El Triptófano es uno de los aminoácidos más importantes necesarios para producir **serotonina.** La deficiencia de triptófano causa trastornos del sueño, depresión, ansiedad y todos los demás trastornos del estado de ánimo asociados con la deficiencia de serotonina. El triptófano se encuentra en alimentos como arroz integral, pavo, pescado, requesón, vegetales verdes, la mayoría de los frijoles, claras de huevo, chocolate, avena, semillas de girasol y semillas de calabaza.

El 5-HTP (5-hidroxi-triptófano) es un suplemento que es una forma intermedia de triptófano, pero se convierte en **serotonina** y **melatonina** mucho más rápido.5-HTP puede mejorar significativamente el estado de ánimo y la calidad del sueño. Con los trastornos del sueño, 5-HTP generalmente ayuda cuando alguien tiene dificultad para permanecer dormido, mientras que la melatonina se usa cuando alguien tiene dificultad para conciliar el sueño.

La Tirosina ayuda a la depresión y la ansiedad porque reduce el impacto del estrés en su cuerpo, mejora el estado de ánimo y la motivación. La tirosina ayuda a que las **glándulas suprarrenales** y la **glándula tiroides** funcionen mejor, también es necesaria para producir adrenalina, norepinefrina y dopamina. Las fuentes naturales de tirosina incluyen soja, pollo, pavo, pescado, almendras, aguacates, plátanos, productos lácteos, habas, semillas de calabaza y semillas de sésamo.

La Vitamina A, además de ser buena para su vista, también es compatible con sus **glándulas suprarrenales y glándula tiroides**. Se encuentra en el hígado, aceites de hígado de pescado, melón, ajo, zanahorias, pimientos rojos, ñame, perejil, papaya, espinaca, acelga, col rizada, yema de huevo, melón y brócoli.

La Vitamina B1 (Tiamina) mejora la coordinación nerviosa y ayuda a su cuerpo a obtener energía de los alimentos. Los niveles bajos de tiamina causan inquietud, ansiedad, irritabilidad y demencia. Debido a que la tiamina es necesaria para liberar energía de los azúcares y los carbohidratos refinados, comer demasiados **carbohidratos simples consume las reservas de tiamina. El consumo excesivo de alcohol también agota la tiamina** en su cuerpo. Los alimentos ricos en tiamina incluyen pescado, yema de huevo, arroz integral, nueces, guisantes, granos integrales, soja, atún, semillas de girasol y frijoles negros.

La Vitamina B3 (Niacina) es muy importante para la salud nerviosa y ayuda con la comunicación en el cerebro. La niacina también reduce los efectos del cobre, que es importante ya que los altos niveles de cobre están asociados con trastornos del estado de ánimo. Los alimentos ricos en niacina incluyen brócoli, zanahorias, hígado, salvado de trigo, hojas de diente de león, maní, pollo, pavo, atún, salmón y champiñones.

La Vitamina B6 (Piridoxina) es uno de los nutrientes más esenciales para aportar durante la ansiedad y la depresión. La piridoxina es ideal para el **apoyo suprarrenal**, la función nerviosa y es una vitamina esencial para la producción de neurotransmisores como serotonina, GABA y dopamina, todos esenciales para sentirse bien. Los niveles bajos de piridoxina aumentan la ansiedad, la depresión y la fatiga suprarrenal. Los alimentos ricos en piridoxina incluyen huevos, pescado graso como atún, pimientos, zanahorias, pollo, pavo, avellanas, espinacas, semillas de girasol y plátanos.

La Vitamina B12 ayuda en la ansiedad y la depresión al reducir los niveles de **homocisteína** en sangre, un químico que se produce cuando hay mucha **inflamación** en su cuerpo. Los altos niveles de homocisteína se han asociado con ansiedad, depresión y esquizofrenia. La vitamina B12 también mejora el funcionamiento del cerebro al producir nuevas células nerviosas. Se ha demostrado que es efectivo en la fatiga crónica, anergia o falta de energía, la fatiga suprarrenal, las palpitaciones del corazón y la memoria deficiente, todos los cuales a menudo son síntomas de depresión y ansiedad. Los alimentos ricos en B12 incluyen pescado graso, sardinas, mejillones, cordero, huevos y yogur.

La Vitamina C combate el estrés, la ansiedad y la depresión porque fortalece las **glándulas suprarrenales** y se necesita para producir adrenalina. También es un poderoso antioxidante que protege su cuerpo contra las toxinas y el daño de los radicales libres, asegurando que todos sus órganos funcionen de manera óptima. Las fuentes alimenticias de vitamina C incluyen la papaya, los cítricos, el brócoli, las fresas, los pimientos, el kiwi y la guayaba.

La Vitamina D juega un papel clave en la lucha contra la depresión y otras enfermedades crónicas, y su deficiencia se ha relacionado directamente con la depresión. La producción de vitamina D en tu cuerpo aumenta a través de la exposición directa a la luz solar. En los últimos años, debido a los edificios altos, conducir automóviles y vivir en el interior, la exposición de las personas a la luz solar es significativamente menor. La mayoría de nosotros también usamos jabones químicos, que eliminan los aceites de nuestra piel que producen la vitamina D a partir de la luz solar. Es mejor reducir el uso de jabón en grandes áreas de tu cuerpo y usarlo principalmente en las áreas púbicas y de las axilas donde se acumula el sudor y los olores. La vitamina D y la luz solar también **aumentan los niveles de serotonina** y aumentan la absorción de calcio de tu cuerpo, lo que produce un efecto calmante. Las fuentes alimenticias de vitamina D incluyen pescado graso, hígado, hojas de diente de león, mantequilla, semillas de girasol y yema de huevo. La vitamina D es tóxica para el hígado en grandes cantidades, por lo que debe consultar a su médico antes de suplementarse con ella.

El Zinc es un mineral fantástico que tiene un efecto calmante y es esencial para la salud de las **glándulas suprarrenales.** De hecho, la mayor concentración de zinc en tu cuerpo se encuentra en tus glándulas suprarrenales. El zinc ayuda a su cuerpo a absorber las vitaminas del grupo B y ayuda a que sus glándulas suprarrenales produzcan hormonas. El zinc también es crucial para fortalecer tu sistema inmune. Los alimentos ricos en zinc incluyen ostras, yema de huevo, mariscos, semillas de calabaza, semillas de girasol, soya, germen de trigo, nueces y carnes.

Si te preguntas con qué alimentos comenzar, considera tener los siguientes alimentos en la mayoría de tus comidas:

- Gran cantidad de brócoli y verduras de hoja verde como la col rizada y las espinacas, que son ricas en folatos, magnesio y antioxidantes

- Salmón y otros pescados azules, ricos en ácidos grasos omega-3 y vitamina D

- Pavo, rico en aminoácidos como triptófano y tirosina

- Plátanos, ricos en triptófano, magnesio y potasio

- Consume a menudo nueces y semillas, son ricas en ácidos grasos omega-3 y magnesio

Plantas Medicinales

Uso plantas medicinales de distintas formas para tratar problemas emocionales, según cuál sea la causa subyacente. Ya hemos discutido algunas formas en que las plantas pueden ser efectivas para mejorar la salud en general. Como recordarás, recomendé el uso de plantas como la rhodiola o el ginseng (que se explican en el capítulo "Tus Glándulas Suprarrenales y Tu Bienestar Emocional") para ayudar a las glándulas suprarrenales y proporcionar los beneficios a largo plazo en estados de ansiedad y depresión. También mencioné plantas que sanan o desintoxican tu hígado (en el capítulo "Tu Hígado y Tu Bienestar emocional") y tu sistema digestivo ya que estos dos sistemas afectan tu salud emocional.

Mientras estabilizas tus glándulas suprarrenales y restableces tu salud digestiva, también puedes usar plantas para elevar temporalmente tu estado de ánimo (antidepresivo) o reducir la ansiedad (ansiolítico) y el insomnio, esto lo presento a continuación. Al usar remedios naturales, es importante tener en cuenta factores como el estilo de vida, las experiencias emocionales, la dieta, la contaminación ambiental, la salud hepática, la salud digestiva y otros sistemas que afectan la salud mental.

Tenga en cuenta que algunas de estas plantas pueden ser extremadamente peligrosas si se usan inadecuadamente, si se usan durante mucho tiempo, si se combinan con otros medicamentos y otras plantas, o si se usan durante el embarazo o la lactancia. No he indicado cuales plantas son perjudiciales en el embarazo o cuáles son sus efectos secundarios tóxicos, así que **asegúrese de consultar con su médico antes de usar cualquier planta.**

Pimienta Negra (Piper Nigrum) estimula su metabolismo y aumenta la circulación. Puede ayudar a aliviar la depresión debido a sus efectos estimulantes.

La Cayena (Capsicum frutescens), curiosamente, también es útil en la depresión debido a sus propiedades estimulantes. Podría agregarse a su comida regularmente, especialmente durante los fríos meses de invierno cuando la depresión aumenta en muchas personas.

La Manzanilla (Matricaria recutita) tiene un efecto **sedante** y **calmante,** por lo que ayuda con el sueño, la ansiedad y la irritabilidad. Al ser antiespasmódico, también calma su sistema digestivo si tiene calambres e indigestión. El uso de la manzanilla a largo plazo puede causar alergias a la manzanilla en algunas personas, por lo que generalmente recomiendo usar té de manzanilla durante dos semanas y tomar un descanso durante aproximadamente un mes para reducir las posibilidades de alergias.

Té Verde (Camellia sinensis) contiene un nutriente llamado L-Teanina, que mejora la claridad mental, el enfoque, el estado de alerta y la memoria; estimula la producción de GABA; y tiene un **efecto calmante** en el cerebro. La teanina ayuda a su cuerpo a sobrellevar los períodos de estrés al reducir los efectos nocivos del estrés en su cuerpo. La teanina también ayuda a inducir un sueño más profundo en las personas que se sienten inquietas por la noche. Muchas culturas tradicionalmente eliminan la cafeína del té verde remojando las hojas en agua caliente durante aproximadamente un minuto, vertiendo el agua y agregando agua caliente nuevamente a las hojas. De esta manera se elimina la cafeína de las hojas y la infusión resultante te aporta los beneficios de todos los demás nutrientes presentes en el té verde.

Raíz de Serpiente de la India (Ajmaline, Rauwolfia serpentina) es inmensamente beneficiosa para el estrés y es fantástica para las personas que no pueden **dormir** debido al **estrés.** Mahatma Gandhi solía masticar la raíz o beber Ajmaline como té para ayudarlo a dormir bien. Ajmaline también reduce la presión arterial y se usa en la hipertensión.

Jamaica Dogwood (Piscidia erythrina) es un poderoso sedante y un relajante muscular. Se usa mejor para la ansiedad que tiene mucho nerviosismo, **insomnio** e inquietud. Jamaica Dogwood también se puede utilizar como analgésico. Tenga cuidado con esta hierba porque puede ser tóxica en grandes cantidades.

Kava Kava (Piper methysticum) es una planta nativa de las Islas del Pacífico y se utiliza en ceremonias y también con fines medicinales. Kava Kava es estimulante y calmante, también es un afrodisíaco. Se usa para tratar la ansiedad y los síntomas leves de la depresión debido a sus efectos edificantes.

El Bálsamo de Limón (Melissa officinalis) es una planta suave, **relajante** y ligeramente estimulante, se usa tanto para la ansiedad como para la depresión. El bálsamo de limón es un té agradable y también tiene un efecto calmante sobre el estómago e intestinos, por lo que es útil para las molestias digestivas derivadas de la ansiedad.

La Flor de la Pasión (Passiflora incarnata) es una planta poderosa que calma los nervios y ayuda a **dormir**. La pasiflora es una de las plantas más fuertes utilizadas para inducir el sueño y es excelente para prevenir el nerviosismo que proviene del insomnio o el agotamiento.

Menta Piperita (Mentha piperita) calma la mente durante estados de estrés y también alivia los calambres digestivos, gases y la hinchazón.

Hierba de San Juan (Hypericum perforatum) es una de las plantas más comunes utilizadas para la **depresión leve a moderada**. También es útil para la ansiedad y el insomnio, pero no se usa para la depresión severa. La hierba de San Juan interactúa negativamente con muchos medicamentos y causa toxicidad por serotonina si se toma con antidepresivos inhibidores de la recaptación de serotonina (ISRS), por lo que consulte a su médico antes de usarlo con cualquier medicamento.

Valeriana (Valeriana officinalis) calma los nervios y es beneficiosa en las personas deprimidas que sienten un constante **nerviosismo** de bajo grado en lugar de una ansiedad extrema. También ayuda con el sueño, especialmente cuando el insomnio se debe a nerviosismo y pensamientos preocupantes.

Aromaterapia

La Aromaterapia usa los aromas de diversos aceites esenciales, procedentes de plantas para sanar y equilibrar la mente.

Los aceites esenciales que son útiles para la ansiedad, el estrés y la depresión incluyen:

Cedro de Atlas,

Madera de Sándalo

Bergamota

Jazmín

Lavanda

Camomila

Salvia

Menta

Enebro

Geranio

Neroli

Melisa

Pachulí

Albahaca

Ylang ylang

Limón

Lavanda, mejorana, geranio, mandarina y cardamomo ayudan a conciliar el sueño.

Muchos aceites esenciales utilizados en aromaterapia pueden ser dañinos durante el embarazo, por lo que siempre consulte con su médico antes de usarlos si está embarazada o tratando de concebir. En particular, la albahaca, la bahía, la consuelda, el hisopo, el enebro, la mejorana, la melisa y la salvia deberían evitarse durante el embarazo.

Los aceites esenciales en la aromaterapia son extremadamente fuertes y concentrados y no se pueden aplicar directamente sobre la piel. En lugar de esto, se diluyen en aceites como el aceite de almendras y luego se aplican en la piel, generalmente a través de un masaje. Los aceites esenciales también se pueden agregar a su baño o poner en un vaporizador o humidificador para dispensar su aroma en el aire y pueda inhalar estos aromas curativos.

La aromaterapia es útil porque te ayuda a sentirte bien y disminuye el estrés en tu cuerpo causado por diferentes emociones. Al reducir el estrés emocional y tener pensamientos más positivos, tu cuerpo se recupera más rápido de la fatiga y la enfermedad, y es más fácil para usted dar pasos más positivos en la vida.

Para consultas personalizadas y videos de salud visita
health.drameet.com/esp

Medicamentos Utilizados en la Ansiedad y la Depresión

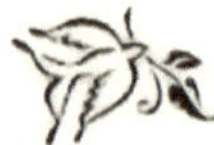

"El que toma medicamentos y se niega a hacer dieta pierde la habilidad de sus médicos".

—*Proverbio Chino*

Al tratar enfermedades emocionales, la mayoría de los médicos o psiquiatras convencionales recetan medicamentos que alteran los niveles de neurotransmisores en su cuerpo. Aunque los medicamentos convencionales pueden controlar los síntomas de ansiedad y depresión, a menudo no cura ni trata la causa raíz. Dicho esto, las medicinas convencionales pueden ser necesarias y salvar vidas, especialmente en situaciones en las que corre el riesgo de hacerse daño, suicidarse o no puede realizar actividades básicas debido a sus emociones.

Mientras toma medicamentos, en primer lugar debe considerar por qué es propenso a problemas emocionales para sanar a un nivel más profundo. Al tratar la causa raíz y mejorar su salud general, es probable que mejore el efecto de sus medicamentos y también puede volverse menos dependiente de estos a medida que se vuelve más emocionalmente estable.

Describo a continuación algunos medicamentos comúnmente usados para la ansiedad y la depresión. Algunos ya no se utilizan debido a los efectos secundarios y porque otras drogas son más efectivas. Los ejemplos de los diferentes medicamentos se dan con sus nombres comerciales entre paréntesis ().

Es extremadamente importante consultar con su médico antes de cambiar la dosis o suspender cualquier medicamento. Cambiar la dosis o suspender estos medicamentos sin la supervisión adecuada puede provocar una recaída o un empeorar los síntomas.

Las benzodiazepinas aumentan los efectos de GABA en el cerebro y se usan para la ansiedad, el insomnio, los trastornos de pánico, el trastorno obsesivo compulsivo (TOC) y la abstinencia de alcohol. Los efectos secundarios de las benzodiazepinas incluyen somnolencia, mareos, disfunción sexual, disminución del estado de alerta y disminución de la concentración. Dejar las benzodiazepinas demasiado rápido puede causar efectos secundarios significativos, que incluyen un aumento de la ansiedad y los temblores. Algunos ejemplos de benzodiazepinas incluyen Diazepam (Valium), Lorazapam (Ativan), Triazolam (Halicon) y Alprazolam (Xanax).

Bupropion (Wellbutrin, Zyban) es un antidepresivo que aumenta los niveles de norepinefrina, serotonina y dopamina en el cerebro al prevenir su recaptación por otros tejidos. Buproprion se usa comúnmente para la depresión, para dejar de fumar y para el trastorno afectivo estacional (SAD). Los efectos secundarios de Bupropion incluyen convulsiones, náuseas, insomnio, temblores, sudoración excesiva y zumbido en los oídos (tinnitus).

Inhibidores Selectivos de la Recaptación de Norepinefrina (IRSN) aumentan los niveles de serotonina y norepinefrina en el cerebro al evitar su recaptación. Los IRSN se utilizan para la ansiedad, los trastornos de pánico, la depresión y el TOC. Los efectos secundarios de los IRSN incluyen insomnio, temblores, ansiedad, sueños anormales, fatiga, presión arterial alta, disfunción sexual, problemas digestivos y otros efectos secundarios que se detallan en el envase. Los ejemplos de IRSN incluyen venlafaxina y duloxetina.

Inhibidores Selectivos de la Recaptación de Serotonina (ISRS) previenen la reabsorción y la descomposición de la serotonina y, por lo tanto, aumentan los niveles de serotonina en el cerebro. Los ISRS se usan comúnmente para tratar la depresión, la bulimia, la anorexia, la fobia social, la ansiedad y el trastorno obsesivo compulsivo (TOC). Los efectos secundarios de los ISRS incluyen, entre otros, disfunción sexual, temblores, nerviosismo, náuseas, mayor riesgo de suicidio (especialmente en niños y adultos jóvenes), somnolencia y dificultades para dormir. Los ejemplos de ISRS incluyen Fluoxetine (Prozac), Sertraline (Zoloft), Paroxetine (Paxil) y Citalopram.

Es importante recordar es que si bien los medicamentos convencionales pueden ser valiosos para brindar un alivio a corto plazo de los síntomas, no deben verse como una solución a largo plazo. Trabaje con su médico para abordar las causas de los problemas emocionales y para administrar sus medicamentos mientras busca soluciones duraderas y estrategias de afrontamiento.

Para consultas personalizadas y videos de salud visita
health.drameet.com/esp

Resumen

Hemos cubierto diversas áreas de salud en este libro, y si ha leído hasta aquí, ahora es un buen momento para recordar las secciones que usted puede realizar y comenzar a implementar las estrategias más relevantes para sus circunstancias. Estos son algunos de los puntos clave que debe tener en cuenta a medida que lo hace.

Para recuperar la fortaleza emocional, observe las áreas emocionales o energéticas de su vida, incluidas experiencias del pasado, los problemas físicos en su cuerpo y los factores del estilo de vida que afectan su salud emocional.

Para resolver experiencias emocionales y patrones energéticos de resistencia, considere usar:

- Remedios florales de Bach y remedios homeopáticas

- Asesoramiento, psicoterapia o técnica de libertación emocional

- Acupuntura, terapia Bowen u otra terapia corporal

- Meditación, visualización positiva y algunos de los otros ejercicios descritos en este libro para resolver las experiencias emocionales

Para tratar su cuerpo físico, considere lo siguiente:

- Equilibrar tus glándulas suprarrenales usando plantas, suplementos, rutinas regulares, hábitos de sueño saludables y técnicas regulares de respiración profunda

- Recuperar tu sistema digestivo con plantas, probióticos, suplementos y reduzcir los alimentos inflamatorios, las drogas y el alcohol

- Desintoxicar el hígado con plantas o suplementos, coma muchas verduras y fibra para eliminar las toxinas de tu sistema digestivo.

- Aliméntate correctamente minimizando los azúcares, evitando la comida chatarra, comiendo alimentos nutritivos y asegurándose de comer suficiente proteína

- Hacer ejercicio o practique yoga regularmente para desintoxicar tu cuerpo, aumentar el flujo de oxígeno a sus tejidos, estabilizar tus glándulas suprarrenales y estabilizar la bioquímica cerebral.

- Use terapias físicas como la acupuntura, el masaje o la terapia Bowen, que tienen beneficios relajantes y otros beneficios saludables para todo el cuerpo.

Espero que hayas obtenido algo útil de este libro. Creo que es importante invertir en uno mismo y vivir la vida de la forma más divertida y completa que te sea posible. Mientras más podamos empoderarnos y ayudarnos unos a otros a hacer eso, mejor nos sentiremos todos.

Si te gusta lo que lees en este libro y deseas una consulta, asistir a un safari/retiro de sanación, contactarme para que trabaje en tu organización, contáctame a través de ameet@drameet.com o a través de www.facebook .com / drameet y www.drameet.com. Te deseo lo mejor en la vida.

"La salud es riqueza real y no piezas de oro y plata"
—Mahatma Gandhi

Para consultas personalizadas y videos de salud visita
health.drameet.com/esp

Sanación a través de la Inspiración y la Consciencia Transformacional

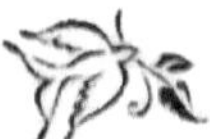

LOS CAMBIOS DE PARADIGMA son una forma de ver el mundo, las situaciones y tus propias experiencias personales de una manera diferente. Te ayudan a cambiar tu perspectiva, comportamiento y respuesta fisiológica al mundo que está dentro y alrededor de nosotros. A veces siento que un cambio de perspectiva permite un cambio en nuestras emociones, lo que inevitablemente provoca la curación. Incluyo algunos de mis pensamientos a continuación para inspirarte a permitir cambios en tus emociones y en tu vida.

La curación es un aspecto de dejar ir el yo percibido para que el yo verdadero pueda emerger libre de enfermedades.

Todas las experiencias emocionales dan comienzo a un proceso fisiológico en su cuerpo. Por cada acto, emoción y expresión de amor, amor propio, perdón de uno mismo y perdón hacia otro, tu cuerpo se reencuentra con otro proceso fisiológico, más cercano a su proceso original, a su proceso más saludable...

Al igual que las corrientes invisibles crean vientos, que puedes sentir, que mueven una hoja, que puedes ver, los pensamientos invisibles crean emociones, que puedes sentir, que crean enfermedades o curación, que puedes ver. Todos somos naturaleza...

Acepta, ama e incluye todas las creencias negativas, el pensamiento y la parte oscura de ti mismo como una parte integral de tu ser más elevado y más ligero, porque entonces todo comienza a disolverse en la parte más consciente de ti; al igual que la forma en que la oscuridad en una habitación desaparece al traer una vela... No puede ser al revés... La oscuridad no apaga una vela...

Las matemáticas de la enfermedad

Una experiencia crea un movimiento de energía. El movimiento de energía gana impulso, dependiendo de la intensidad de la experiencia. Si no se lo impide, el impulso de la energía aumenta lo suficiente como para crear materia, que se manifiesta como síntomas físicos en tu cuerpo. Cuanto más espere para intervenir, más trabajo se requiere para revertir el impulso y deshacer la enfermedad. Las enfermedades muy graves y las enfermedades degenerativas celulares podrían ser el impulso de las enfermedades energéticas que superan la capacidad de recuperación de tu cuerpo para recuperarse de la intensidad de la experiencia. Al relacionarnos mentalmente y aceptar la experiencia del evento que manifestó la enfermedad, de hecho relacionamos nuestra conciencia con la energía de la experiencia y el tiempo se derrumba para que el impulso de la energía enferma se disuelva en el momento presente, liberando así a la mente y al cuerpo de luchar contra él y de manifestar síntomas.

Si no nos incluimos completamente en una situación difícil o estresante porque nos sentimos amenazados o intimidados o algo más, entonces permanecemos en un estado de estrés subconsciente, lo que altera nuestra percepción y nuestro comportamiento. Hasta que nos damos cuenta de la compensación, creamos la enfermedad y la falta de armonía en nuestras vidas.

Desde tu vulnerabilidad es desde donde comienza tu verdadero poder

Las lágrimas son a menudo un signo de verdad y no de debilidad...

Permítete sucumbir a ti mismo, porque ahí radica la paz y el auto reconocimiento.

El miedo al cambio podría ser el miedo al amor...

A veces, el dolor emocional se compone de la opinión que usted tiene de otra persona y su comportamiento. ¿Cuántas opiniones tienes? Suelta y experimenta la libertad.

A veces el hábito se siente como intuición. Te mantiene atrapado en lo familiar. Te guía para mantenerte a salvo y evitar el cambio. No necesariamente trae lo mejor para ti. Conozca la diferencia entre la orientación, la intuición, el hábito y el cambio... Salga de la familiaridad y la orientación y tolere el cambio hasta que sea fácil...

La procrastinación podría ser la evasión de arriesgarse al cambio...

La confianza viene más de hacer, no de no hacer...

¿Qué entidad es la mente entonces, si interfiere con la guía universal?

Un lenguaje compromete nuestra conciencia para que podamos pensar de cierta manera. Si tuviéramos que pensar en un idioma diferente, nuestra conciencia sería diferente. Si pensáramos en términos de luz y amor, seríamos libres...

Si tus emociones están tranquilas, la forma en que interpretas tus experiencias estará en calma. ¡Lo mismo ocurre si tus emociones son amorosas, pacíficas o de cualquier otra forma!

Los malos hábitos ocurren cuando nos volvemos insensibles a las experiencias que los crearon. Toma conciencia... Tienes opciones.

El avance en la medicina del futuro será el amor...

Referencias

¿Qué es la Ansiedad y la Depresión?

- Strande, A., «Lifting Depression», Awareness Magazine, settembre/ottobre 2001

Como Tu Cuerpo Físico Afecta Tu Salud Emocional

- Strande, A., «Lifting Depression», Awareness Magazine, settembre/ottobre 2001

Ejercicios Mentales para Crear Bienestar y Sanar El Pasado

- Seligman, M., Authentic Happiness: Using the new Positive Psychology to Realize Your Potential for Lasting Fulfillment, The Free Press, New York, 2002

- Yook, K., «Intolerance of uncertainty, worry, and rumination in major depressive disorder and generalized anxiety disorder», Journal of Anxiety Disorders, 01/08/2010, 24 (6): 623-8.

- The effects of rumination and negative cognitive styles on depression: a mediation analysis. Lo CS», Behav. Res. Ther, 01/04/2008, 46 (4): 487-95.

Tus Glándulas Suprarrenales y Tu Bienestar Emocional

- Vreeburg, S.A.: «Major depressive disorder and hypothalamic-pituitary-adrenal axis activity: results from a large cohort study», Archives of General Psychiatry, 01/06/2011, 66 (6): 617-26.

- Ahrens, T., «Pituitary-adrenal and sympathetic nervous system responses to stress in women remitted from recurrent major depression», Psychosomatic Medicine, 01/05/2008, 70 (4): 461-7.

- Aan Het Rot, M.: «Neurobiological mechanisms in major depressive disorder», CMAJ, 03/02/2009, 180 (3): 305-13.

- Handwerger, K., «Differential patterns of HPA activity and reactivity in adult posttraumatic stress disorder and major depressive disorder», Harv. Rev. Psychiatry, 01/01/2009, 17 (3): 184-205.

- Intervista a David Zava, «Cortisol Levels, Thyroid Function and Aging. How cortisol levels accept thyroid function and aging», John R. Lee, MD Medical Letter.

- Mushtagh, S., The Hypoallergenic Diet Book, Toronto, 2006

Tu Sistema Digestivo y Tu Bienestar Emocional

- Maes, M., «The gut-brain barrier in major depression: intestinal mucosal dysfunction with an increased translocation of LPS from gram negative enterobacteria (leaky gut) plays a role in the inflammatory pathophysiology of depression», Neuro Endocrinology Letters, 01/02/2008, 29 (1): 117-24.

- Quigley, E.M., «Small intestinal bacterial overgrowth», Infect. Dis. Clin. North Am., 01/12/2010, 24 (4): 943-59, viii-ix.

- Mattsen, Jonn, Eating alive, Goodwin Books Ltd., Vancouver, 2002

- Yang, C.F., «High prevalence of multiple micronutrient deficience in children with intestinal failure: a longitudinal study», J. Pedr, 01/07/2011, 159 (1): 39-44. E1.

- El-Tawil, A.M., «Zinc supplementation tightens leaky gut in Crohn's disease», Inflamm. Bowel Dis, 01/02/2012, 18 (2): E399.

- Kirby, M., «Nutritional deficiencies in children on restricted diets», Pediatr. Clin. North Am, 01/10/2009, 56 (5): 1085-103.

- Canadian College of Naturopathic Medicine, «The Hypoallergenic Diet», Robert Schad Naturopathic Clinic.

Tu Hígado y Tu Bienestar Emocional

- Johnson, P.L., «Neural pathways underlying lactate-induced panic», Neuropsychopharmacology, 01/08/2008, 33 (9): 2093-107.

- Sellman, S., «Hormones and moods: Understanding depression and anxiety in women».

- Cass, H., Seminario sulle dipendenze.

- Milad, M.R., «The influence of gonadal hormones on conditioned fear extinction in healthy humans», Neuroscience, 14/07/2010, 168 (3): 652-8.

- Van Veen, J.F., «The effects of female reproductive hormones in generalized social anxiety disorder», International Journal of Psychiatric Medicine, 01/01/2009, 39 (3): 283-95.

Tu Glándula Tiroides y Tu Bienestar Emocional

- Durrant-Peatfield, B., Your Thyroid and How to Keep it Healthy, Hammersmith Press Limited, 2006.

- Hidal, J.T. e Kaplan, M.M., «Inhibition of thyroxine 5'-deiodination type II in cultured human placental cells by cortisol, insulin, 3', 5'-cyclic adenosine monophosphate, and butyrate», Metabolism, 37 (7): 664-8.

- Shames R. e K., Thyroid Power. 10 Steps to Total Health, William Morrow Paperbacks, 2002.

- Malik, M. e Hodgson H., «The Relationship between the thyroid gland and the liver», Quarterly Journal of Medicine, 2002, 95: 559-569.

- Martin P., Brochet D., Soubrie P. e Simon P., «Triiodothyronine-induced reversal of learned helplessness in rats», Biol. Psychiatr., 1985, 20 (9): 1023-5. doi: 10.1016/0006-3223(85)90202-1. PMID 2992618.

Estilos de Vida Saludables

- Whalen, D.J., «Caffeine consumption, sleep, and affect in the natural environments of depressed youth and healthy controls», J. Pediatr. Psychol., 01/05/2008, 33 (4): 358-67.

- Mota-Pereira, J., «Moderate exercise improves depression parameters in treatment-resistant patients with major depressive disorder», J. Psychiatr. Res., 01/08/2011, 45 (8): 1005-11.

Sexualidad: Mejore su Satisfacción Sexual manejando su Bienestar Físico y Emocional

- Robinson, Robinson, K., «Sex & Relationships».

- Kassam, N., Lezioni di Medicina Tradizionale Cinese, CCNM ,2006.

Remedios Florales de Bach

- «Bach Flower Questionnaire», Canadian College of Naturopathic Medicine.

- Bach, Edward, Bach Flower Remedies and Other Remedies, 1933.

Acupuntura y Medicina China

- Zhang, Z.J., «The effectiveness and safety of acupuncture therapy in depressive disorders: systematic review and metaanalysis», J. Affect. Disord., 01/07/2010, 124 (1-2): 9-21.

- Bongiorno, P., «Healing Depression», Integrated Naturopathic and Conventional Therapies, Toronto: CCNM Press Inc., 2010.

Suplementos Alimenticios

- Balch, P. A. e Balch, J. F., «Prescription for Nutritional Healing», New York, Avery, 2000.

- Wong-Goodrich, S.J., «Spatial memory and hippocampal plasticity are differentially sensitive to the availability of choline in adulthood as a function of choline supply in utero», Brain Res., 27/10/ 2008, 1237: 153-66.

- Zhao, G., «Use of folic acid and vitamin supplementation among adults with depression and anxiety: a cross-sectional, population-based survey», Nutr. J., 01/01/2011, 10: 102.

- Sanchez-Villegas, A., «Association between folate, vitamin B6 and vitamin B12 intake and depression in the SUN cohort study», J. Hum Nutr. Diet, 01/04/2009, 22 (2): 122-33.

- Pollack, M.H., «High-field MRS study of GABA, glutamate and glutamine in social anxiety disorder: response to treatment with levetiracetam», Prog. Neuropsychopharmacol. Biol. Psychiatr., 01/04/2008, 32 (3): 739-43.

- Fux M., Levine J., Aviv A. e Belmaker R.H., «Inositol treatment of obsessive-compulsive disorder», American Journal of Psychiatry, 1996, 153 (9): 1219-21.

- Kakuda, T.A., Nozawa, A. e Unno, T., «Inhibiting effects of Theatine on caffeine stimulation evaluated by EEG in the rat», Biosci. Biotechno. Biochem, 2000, 64: 287-93.

- Parker, G., «Mood effects of amino acids tryptophan and tyrosine: 'Food for thought'». III Acta Psychiatr. Scand., 01/12/2011, 124 (6): 417-26.

- Steward, R., «Relationship between vitamin D levels and depressive symptoms in older residents from a national survey population», Psychosomatic Medicine, 01/09/2010, 72 (7): 608-12.

- Mushtagh, Saied, The Hypoallergenic Diet Book, Toronto 2006.

- Larzelere, M.M., «Complementary and alternative medicine», Biosci. Biotechno. Biochem., 2000, 64: 287-93.

- Prousky, Jonathan, «Clinical Nutrition Notes», Toronto, 2006.

Plantas Medicinales

- Saunders, P., Lezioni di Medicina Botanica, CCNM, 2006.

Medicamentos Utilizados en la Ansiedad y la Depresión

- «Mental Health Medications», National Institute of Mental Health.